SAÚDE DO TRABALHADOR

ATIVIDADE FÍSICA NA PROMOÇÃO, NA PREVENÇÃO
E NO TRATAMENTO DE DOENÇAS

ESPAÇOS DE CONSTRUÇÕES, SAÚDE E SABERES

Editora Appris Ltda.
1.ª Edição - Copyright© 2025 dos autores
Direitos de Edição Reservados à Editora Appris Ltda.

Catalogação na Fonte
Elaborado por: Josefina A. S. Guedes
Bibliotecária CRB 9/870

V614s 2025	Viana, Michell Vetoraci Saúde do trabalhador: atividade física na promoção, na prevenção e no tratamento de doenças: espaços de construções, saúde e saberes / Michell Vetoraci Viana. – 1. ed. – Curitiba: Appris, 2025. 147 p. ; 21 cm. – (Educação física e esportes). Inclui bibliografias. ISBN 978-65-250-7395-8 1.Trabalhadores – Saúde e higiene. 2. Exercícios físicos. 3. Ambiente e trabalho. 4. Estilo de vida. 5. Absenteísmo. I. Título. II. Série. CDD – 613

Livro de acordo com a normalização técnica da ABNT

Appris editorial

Editora e Livraria Appris Ltda.
Av. Manoel Ribas, 2265 – Mercês
Curitiba/PR – CEP: 80810-002
Tel. (41) 3156 - 4731
www.editoraappris.com.br

Printed in Brazil
Impresso no Brasil

Michell Vetoraci Viana

SAÚDE DO TRABALHADOR
ATIVIDADE FÍSICA NA PROMOÇÃO, NA PREVENÇÃO E NO TRATAMENTO DE DOENÇAS
ESPAÇOS DE CONSTRUÇÕES, SAÚDE E SABERES

Appris
editora

Curitiba, PR
2025

Dedico esse recorte da minha vida, no momento dessa caminhada, àqueles que fizeram e fazem parte dessa história. Não poderia deixar de pontuar o autor e consumador da minha fé, Jesus Cristo, sendo meu mestre, de quem procuro seguir ensinamentos e exemplos por todos os percursos, para assim exercer o chamado de ensinar e abençoar vidas.

Aos meus pais, Miguel Francisco Intra Viana e Rita Vetoraci Viana, e irmãs, Christina e Mayara, que vivenciaram o percurso da minha vida e acreditaram na minha jornada.

À minha amada esposa, Danyela Cabaline Viana, mulher sábia, virtuosa e companheira, por sua parceria, fidelidade e amor que contribuíram para que, nos momentos de extrema fragilidade e dificuldade, meus dias se tornassem mais claros, serenos e harmoniosos, sempre conduzindo com sabedoria nosso lar e relacionamento, construindo diretamente para a concretização desse projeto. Sem você, amor, não seria possível, e não tenho dúvida do quanto é especial. Também Gabriel Cabaline Viana, filho, a quem tenho grande desafio e alegria de fazer parte da construção de seu caráter e desenvolvimento nos últimos quatorze anos.

AGRADECIMENTOS

Às empresas por onde passei e seus trabalhadores, indiscutivelmente, pelo apoio físico, instrumental, pessoal e a credibilidade depositada nesse projeto, em especial ao Dr. José Raimundo Pontes Barreira, pelo olhar empreendedor no início da minha carreira na área, ao médico Dr. Fernando Ronchi, apoiador da ciência e da pesquisa na empresa e, ainda, à ergonomista Deise Khoury e ao médico Dr. Jorge Miranda, pela inspiração durante essa jornada profissional, influenciando, inclusive, nas minhas posições pessoais.

À Universidade Federal do Espírito Santo (Ufes/ES), local onde a construção do saber se iniciou, no Centro Universitário Norte do Espírito Santo, São Mateus-ES (Ceunes), de 1998 a 2002, no curso de Educação Física, em especial o Centro de Educação Física e Desportos (Cefed) e o Programa de Pós-Graduação em Saúde Coletiva (PPGSC), representados pela Prof.ª Dr.ª Luciane Bresciani Salaroli e Dr.ª Mônica Cattafesta, pelas colaborações diretas dos modelos do estudo e estatísticos, correções dos artigos e parceria em toda construção das pesquisas quanti-qualitativas da minha pesquisa de doutorado.

Aos mestres e professores, desde o primário até a universidade, em especial professor Estélio Henrique Martin Dantas, fonte de inspiração inicial, pelo conhecimento científico e a orientação no meu mestrado em Ciência da Motricidade Humana, na Universidade Castelo Branco Rio de Janeiro (UCB), de 2004 a 2008. Ao professor Aylton Figueira Júnior, pela parceria, ética, companheirismo, auxílio e principalmente confiança depositada durante o doutorado, entre 2017 e 2021. Ao Departamento de Pós-Graduação Strictu Sensu em Educação Física da Universidade São Judas Tadeu, em especial Dr. Danilo Sales Bocalini e Prof.ª Dr.ª Sheila Aparecida Pereira dos Santos Silva, que desafiaram minhas capacidades e despertaram a criticidade, competitividade e criatividade. Ao meu amigo Almir Franca Ferraz, pela parceria e divisão das lutas, dificuldades e vitórias em diversos artigos e trabalhos acadêmicos apresentados.

A todos que direta ou indiretamente contribuíram com esse sonho.

Se pudéssemos dar a cada indivíduo a quantidade certa de nutrição e exercício físico, teríamos encontrado o caminho mais seguro para a saúde. A falta de atividade física destrói a boa condição de qualquer ser humano, enquanto o movimento e o exercício físico metódico o salva e o preserva.

(Hipócrates, Pai da Medicina, 460 a.C.–370 a.C.)

PREFÁCIO

A visão integrada na promoção da saúde é o melhor – se não o único – caminho na prevenção das Doenças Crônicas Não Transmissíveis (DCNT) para os próximos anos. As mudanças na forma de vida da sociedade moderna promoveram um "giro" de 180° no comportamento humano, frente ao processo evolutivo da espécie. Digo isso porque a estrutura anatômica e fisiológica da espécie humana é altamente propícia para o movimento. Diante desse contexto, fica claro que a evolução humana se deu em função do movimento, da contração muscular e, consequentemente, do gasto calórico, que são fatores potentes da regulação funcional sistêmica da espécie humana.

Portanto, é necessário manter determinado gasto calórico diário em função do movimento, da contração muscular, na forma que se desloca nas atividades físicas realizadas no tempo livre, nas atividades físicas da vida diária e no trabalho, ou nas atividades laborais. Entretanto, a redução do gasto de calorias ocorreu nas quatro condições citadas. E qual é o efeito dessa redução?

A resposta para essa pergunta é conhecida, mas um dos maiores desafios é oportunizar para que se construa uma vida mais ativa e saudável, incluindo o ambiente de trabalho. Como é no trabalho que se passa a maior parte do dia, também é no local de trabalho que se tem a oportunidade de construir mudanças e novos paradigmas no campo profissional, pessoal e interpessoal. Nessa visão, por que não implementar ações que promovam um ambiente de trabalho mais saudável, com atenção à saúde das pessoas?

É com base nessa perspectiva integrada de mudança que a presente obra *Saúde do trabalhador: atividade física na promoção, na prevenção e no tratamento de doenças,* escrita pelo Prof. Dr. Michell Vetoraci Viana, apresenta fundamentação para que profissionais da saúde e gestores possam implementar programas de promoção da saúde no ambiente de trabalho (*workplace*), com ênfase na forma de reduzir os riscos associados ao desenvolvimento das doenças crônicas, lembrando, neste momento, do impacto do absenteísmo, em função de condições deletérias, como estresse, doenças cardiometabólicas, dentre outras.

O livro mostrará os caminhos para oportunizar a saúde integrada, baseada em uma ação real: uma empresa. Os resultados de anos de pesquisa desenvolvida serão fundamentais para profissionais da saúde e gestores/gestoras de recursos humanos construírem o processo sustentado por mudança de comportamento de todos envolvidos nas redes produtivas, independentemente do setor ou departamento.

Conhecendo o trabalho do Dr. Michell Vetoraci Viana há mais de 20 anos, considero a visão de excelência na promoção de saúde no *workplace* e, por isso, convido você, leitor e leitora, ao constante aprofundamento, tendo no livro a base conceitual e aplicada na transformação e no crescimento pessoal e profissional.

Parabéns pelo brilhante trabalho e por trazerem sempre a ciência como a luz do caminho.

Excelente leitura, saúde e sucesso sempre!

Prof. Dr. Aylton Figueira Junior
Docente do Programa de Mestrado e Doutorado
de Universidade São Judas Tadeu
CEO da Clínica OStheOS – Saúde Integrada

APRESENTAÇÃO

O livro *Saúde do trabalhador: atividade física na promoção, prevenção e tratamento de doenças – Espaços de construções, saúde e saberes* traz uma reflexão sobre a importância da atividade física no contexto das empresas. Embora esse tema tenha sido amplamente discutido no meio acadêmico e em instituições de saúde, há uma lacuna significativa na disseminação desses conhecimentos para os próprios trabalhadores, gestores e a população em geral.

Ao abordar a atividade física como uma estratégia para promover, prevenir e tratar doenças, bem como para mitigar o absenteísmo, o livro propõe uma análise crítica das intervenções realizadas nas empresas, enfatizando o papel ativo do trabalhador. É fundamental que cada indivíduo reflita sobre seus comportamentos e assuma a responsabilidade com sua saúde, considerando fatores de risco como a inatividade física e hábitos prejudiciais.

A promoção da saúde no ambiente de trabalho é uma questão crucial, e a atividade física surge como um fator de sustentabilidade nesse processo. Seus benefícios vão além da saúde individual, impactando positivamente o bem-estar coletivo e até mesmo o meio ambiente. Compreender essa relação é essencial, pois a inatividade física e seus efeitos colaterais não afetam apenas a saúde, mas também a produtividade e a saúde nas comunidades.

Este livro, portanto, busca não apenas compartilhar conhecimento, mas também incentivar um diálogo proativo entre todos os envolvidos, promovendo uma cultura de saúde que integra a atividade física como um pilar fundamental para o bem-estar humano e social.

Prof. Dr. Michell Vetoraci Viana
Conselho Regional de Educação Física (CREF) 609-G/ES

SUMÁRIO

INTRODUÇÃO

Ao iniciar a leitura, você observará que o pressuposto deste livro será abordar temas extremamente difundidos em meio acadêmico, cursos da área da saúde, órgãos privados e governamentais nos últimos anos, mas pouco disponibilizados para os próprios atores do processo, que são a população, os gestores e trabalhadores das empresas em seus diferentes seguimentos. Tentarei, com isso, trazer um ponto de reflexão e embasamento científicos de temas muito atuais na saúde do trabalhador com enfoque na atividade física para prevenção, promoção e tratamento das doenças, e o efeito dela sobre absenteísmo por doença, como um dos objetos e problemática dos meus estudos acadêmicos.

Com o tempo, meu olhar mudou no que diz respeito a contribuir com as intervenções como profissional de educação física nas empresas – programas de condicionamento físico, parcerias com academias, grupos de esporte, clube da empresa. Fica a pergunta: quais atitudes o trabalhador precisa assumir para diminuir ou prevenir seus comportamentos de risco (inatividade física, álcool, sono, sexo não seguro e outros)? Talvez discutir mais o papel do "indivíduo" no processo!

Sim, mas a pergunta fica: por que intervir na promoção, na prevenção e no tratamento das doenças e dos agravos no meio laboral por meio da atividade física como um fator de sustentabilidade?

Talvez a resposta pode estar na sua relação direta com o processo saúde-doença, ao longo do ciclo vital, e por isso a atividade física tem sido um dos temas prioritários da agenda global de saúde. Os benefícios da atividade física são amplamente reconhecidos em relação à saúde, bem como à prevenção de diversas doenças e ao fator de proteção para mortalidade precoce.

A atividade física é um pilar fundamental do bem-estar humano, conferindo vantagens multifacetadas que abrangem aspectos físicos, dimensões mentais e emocionais. Os efeitos colaterais da inatividade física, contudo, vão muito além da saúde pessoal; eles também têm impactos profundos não só no bem-estar da nossa sociedade, do nosso entorno e das comunidades, mas também em nosso meio ambiente e em nosso planeta.

Importante compreender o conceito de atividade e exercício físico conforme Figura 1, a seguir.

Figura 1 – Conceitos e exemplos de atividade e exercício físico

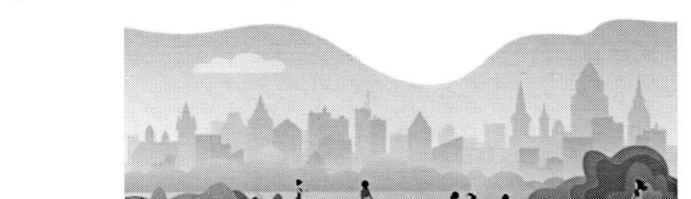

Atividade física

Atividade física é definida como qualquer movimento corporal produzido pela musculatura esquelética, que resulta em gasto energético (Meneguci *et al.*, 2016). Já Carvalho *et al.* (2021) salientam que a atividade física é caracterizada como qualquer movimento produzido pelo nosso corpo, onde possibilite contrações musculares, gerando acréscimo no gasto energético, para além dos níveis de repouso. Corroborando os pontos salientados pelos autores acima, Brasil (2021) traz que atividade física está ligada aos movimentos de forma voluntária do corpo, com gasto energético maior que seu nível de repouso, possibilitando interação social e com o ambiente, sendo desenvolvido em momentos como, tempo livre, estudo, trabalho, deslocamento e nas tarefas domésticas. Vale ressaltar, na relação sobre a intensidade na prática de Atividade Física (Brasil, 2021) que a intensidade está relacionada ao grau de esforço físico necessário, sendo de forma, leve, moderada e vigorosa, no aspecto leve, exige o mínimo de esforço físico, pois acarreta menor aumento da respiração e batimentos cardíacos; já na moderada, tem predominância em um esforço físico maior, com respiração mais rápida que normalmente e tendo batimentos cardíacos de forma moderada e no último aspecto, que é vigorosa, exige grande esforço físico, com batimentos e respiração no ritmo maior que o normal, tendo em sua escala de percepção de esforço, leve de 1 a 4, moderada de 5 a 6 e vigorosa de 7 a 8.

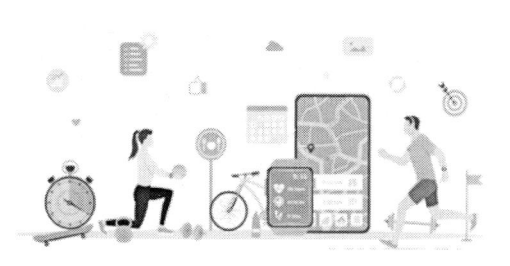

Fonte: o autor (2024)

Exercício físico

O Exercício Físico se refere a um conjunto de movimentos planejados e organizados em busca de um objetivo relacionado ao condicionamento físico e estilo de vida, aumentando o desempenho do sujeito (Carvalho *et al.*, 2021). Zawadzki *et al.* (2019) salientam que o exercício físico, sendo desenvolvido em média três vezes por semana, com uma intensidade de forma moderada ou intensa, pode proporcionar benefícios na aptidão física e na saúde, como também nas relações sociais e psicológicas.

Em relação à construção e à aplicação dos exercícios físicos, a recomendação é que estes sejam de intensidade e volumes moderados (Jiménez-Pavón *et al.*, 2020). Segundo as diretrizes do Colégio Americano de Medicina do Esporte (ACSM, 2018), realizar exercícios físicos regulares de intensidade moderada a vigorosa melhora as respostas imunológicas à infecção; diminui a inflamação crônica de baixo grau, como também melhora os marcadores imunológicos e inflamatórios. O treinamento realizado de forma controlada e periodizada tem demonstrado melhorar a função imune (Jiménez-Pavón *et al.*, 2020). Portanto, a prescrição de treinos de forma controlada e com constância tende a proporcionar melhora na função autoimune, promovendo respostas rápidas e eficazes contra as doenças, deixando o organismo mais preparado contra as doenças (Lima, 2020).

O foco principal dos especialistas em saúde pública no século XXI girará em torno de compreender e agir contra os efeitos adversos para a saúde das mudanças ambientais globais (Iyer *et al.*, 2021). Dentro da agenda 2030, os Objetivos de Desenvolvimento Sustentável das Nações Unidas (ODS) estabeleceram salvar o planeta e melhorar a perspectiva de vida, incluindo uma meta para garantir saúde e bem-estar para todos –ODS3 (United Nations, 2015). Ainda, Salvo *et al.* (2021) analisaram as sinergias entre a promoção da atividade física, o desenvolvimento sustentável e as metas de desenvolvimento. Como tem o potencial de provocar mudanças para a saúde humana e planetária, é fundamental compreender e aproveitar a relação bidirecional da atividade física e do planeta com mais detalhes (Reis *et al.*, 2022). Na verdade, acreditamos que uma abordagem mais profunda na compreensão das complexas interconexões da atividade física e da saúde planetária tem implicações significativas para a saúde pública, contribuindo para as decisões políticas, a mitigação da crise climática e ajudar a salvaguardar a saúde das gerações futuras.

Essa perspectiva holística aumenta o desenvolvimento de estratégias e políticas eficazes para promover uma atividade física que se alinhe com objetivos mais amplos de sustentabilidade. Por abordarem essas questões hoje, os pesquisadores podem ajudar a garantir que a atividade física continua sendo uma das atividades sustentáveis e promotoras da saúde, inclusive para as gerações vindouras.

Uma das maneiras mais imediatas pelas quais a atividade física influencia positivamente a saúde planetária é reduzindo a emissão de carbono. Em uma época em que as emissões de carbono são um contribuinte significativo para a mudança climática, optar por modos de transporte movidos a energia humana e recreação em vez de veículos motorizados é uma atividade pequena, mas impactante (Quam *et al.*, 2017). Na verdade, as intervenções ativas nos transportes não apenas reduziriam a emissão de carbono e aumentariam os níveis de atividade física, mas também diminuiriam a poluição do ar e o consumo de energia (Lancet, 2022). Os mecanismos por trás do fornecimento de infraestrutura para mobilidade ativa são complexos e podem contribuir com as intervenções multissetorial e intersetorial entre formuladores de políticas, pesquisadores e profissionais.

Ainda nessa direção, a prática de atividades físicas ao ar livre conecta indivíduos com a natureza (Gladwell *et al.*, 2013). Em um mundo onde muitas crianças, adolescentes e adultos estão tornando-se mais desligados do natural, restabelecer uma conexão com o meio ambiente pode promover uma sensação de responsabilidade e administração (Chawla, 2020).

Segundo Wendtland e Wicker (2021), pessoas que passam tempo em espaços verdes são capazes de avaliar consequências comportamentais e provavelmente defenderão a preservação da natureza, levando à proteção de ecossistemas essenciais e da biodiversidade.

Além disso, à medida que as pessoas praticam exercícios regularmente, elas tendem a experimentar níveis mais baixos de estresse e melhor humor (Stubbs *et al.*, 2018; Rogerson *et al.*, 2020).

Isso não só melhora o estilo de vida pessoal, mas também leva para uma maior disposição para se envolver em comportamentos pró-ambientais. É encorajador ver uma consciência crescente da importância da atividade física para a saúde planetária (Loureiro *et al.*, 2021). Iniciativas que promovam caminhadas e ciclismo, planejamento urbano verde e proteção de espaços naturais estão ganhando força nas cidades em todo o mundo (Nieuwenhuijsen, 2021). Elas não apenas reduzem as emissões, mas também criam ambientes mais habitáveis. Sendo assim, a atividade física é uma ferramenta poderosa, tanto o bem-estar pessoal quanto a saúde planetária. Seu impacto positivo vai além do indivíduo, influenciando nossas escolhas, nossos comportamentos e nossas atitudes em relação ao meio ambiente.

Além desses benefícios, promover mudanças nos índices de atividade física na população não é uma tarefa rápida ou simples, devido à sua natureza multifacetada, dada a necessidade de reconhecer as principais estratégias para aumentar a atividade física a nível comunitário, como possível potencial de intervenções comportamentais e sociais. Nesse cenário, observamos o tempo sentado como um dos hábitos e comportamentos mais presentes em nossa sociedade atual e seu impacto negativo na saúde da população. Esse será um dos temas deste livro.

Muitas evidências apontam para o potencial do aconselhamento para a atividade física num ambiente de cuidados de saúde primários, possibilitando um amplo alcance, bem como o fato de o aconselhamento constituir um bom instrumento educativo com boa relação custo-eficácia. Uma estratégia é basear-se no diálogo e na reflexão sobre como a atividade física pode ser inserida na vida das pessoas, levando em consideração os contextos de vida.

Porém, o aconselhamento para atividade física pode ser realizado de diversas maneiras, no que diz respeito a aspectos de base teórica, desenho, duração, implementação e avaliação. Dentre esses modelos, pode-se destacar o modelo transteórico (Figura 2) de mudança de comportamento (Prochaska; Di Clemente; Norcross, 1992) que vale a pena conhecer.

Figura 2 – Modelo transteórico de mudança de comportamento

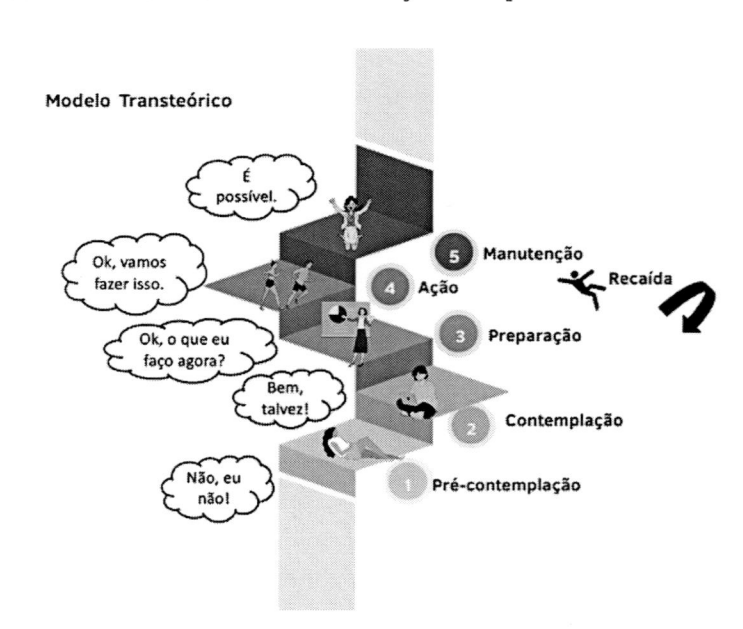

Fonte: adaptado de Prochaska; Di Clemente; Norcross (1992)

O instrumento supracitado possibilita classificar o sujeito em um de cinco estágios: (1) pré-contemplação, em que o indivíduo não realiza atividade física regular e não tem a intenção de mudar o seu comportamento; (2) contemplação, em que o indivíduo não realiza atividade física regular, mas apresenta intenções de iniciar em até seis meses; (3) preparação, em que o indivíduo tem intenção de iniciar a prática de atividade física nos próximos 30 dias ou a realiza, mas irregularmente; (4) ação, em que o indivíduo realiza atividade física regularmente, mas há menos de seis meses; (5) manutenção, em que o indivíduo já realiza atividade física regularmente por seis meses ou mais (Brock *et al.*, 2023).

Agora, olhando para Figura 2, convido-o a uma avaliação individual! Em qual estágio de comportamento em relação à atividade física você se encontra?

Em relação à atividade física e ao trabalho, evidências em evolução sugerem que a atividade física pode estar associada à produtividade no trabalho e que o aumento da atividade física pode levar ainda mais a taxas mais baixas de absenteísmo no trabalho (Amlani; Munir, 2014; Baicker; Cutler; Song, 2010).

Os empregadores são, portanto, incentivados a oferecer programas de bem-estar no local de trabalho para aumentar a atividade física entre seus funcionários (Mattke *et al.*, 2015; Mattke *et al.*, 2013).

Os efeitos positivos da atividade física na saúde e na prevenção de doenças têm sido amplamente documentados na literatura (Khera *et al.*, 2016; Lee *et al.*, 2012). Nesse contexto, abordaremos esse assunto no Capítulo 2.

Lembrando que, para as empresas, um dos marcadores ou indicadores de estado de saúde de seus trabalhadores é o absenteísmo por doenças, que reflete e contribui para monitorar o desempenho e os resultados na produção (Guimarães; Castro, 2007; Balasteghin; Marrone; Silva-Júnior, 2014; Grinza; Rycx, 2020).

Nos Estados Unidos, absenteísmo no trabalho relacionado com a doença é uma grande ameaça à produtividade do trabalho, com uma perda estimada de 250 mil milhões de dólares anualmente (Hanebuth *et al.*, 2006; Mitchell; Bates, 2011).

Os empregadores antecipam o absenteísmo ocasional relacionado com doenças e seus efeitos, como o atraso na conclusão de tarefas, a colaboração dificultada e o pagamento de licenças por doença (Baumgartel; Sobol, 1959; Hill, 2013; Peipins *et al.*, 2012).

Já vai pensando o quanto você pratica de atividade física no trabalho, ou quanto tempo sentado na atividade laboral e em casa você passa sem fazer *pausas ativas regulares* (assunto que abordaremos também)!

Sendo assim, convido-os a disfrutar, pois uma parte desse material foi construído durante mais de 20 anos de pesquisa, projetos e vivências práticas do efeito da atividade física na saúde das pessoas e, consequentemente, no ambiente laboral.

Boa leitura!

CAPÍTULO 1

ATIVIDADE FÍSICA NA PROMOÇÃO DA SAÚDE, NA PREVENÇÃO E NO TRATAMENTO DE DOENÇAS CRÔNICAS NÃO TRANSMISSÍVEIS (DCNT)

1.1 Promoção da saúde por meio da Atividade Física

A atividade física (AF) pode ser descrita como qualquer movimento corporal deliberado, gerado pelos músculos esqueléticos que requerem bioenergética, ou seja, a produção de energia por meio da respiração, do metabolismo e da descarga de energia por meio dos movimentos (Who, 2009). A atividade física pode abranger todas as atividades, em qualquer intensidade e inclui exercícios e atividades incidentais (ou seja, não planejadas, atividade estruturada, repetitiva ou proposital, integrados à rotina diária (Avila-Palencia, 2018).

No entanto, existem diretrizes e recomendações globais e para a população brasileira para atividade física com base na quantidade de AF necessária para obter maiores benefícios para a saúde. Uma dessas diretrizes orienta que indivíduos com 18 anos ou mais acumulem 150 minutos de atividade de intensidade moderada por semana ou 75 minutos intensa, ou equivalente (Who, 2023; Ritti-Dias *et al.*, 2023).

O envolvimento regular em atividade física tem sido associado a uma diminuição significativa no risco de mortalidade prematura. Da mesma forma, descobriu-se que houve efeito sobre a diminuição dos riscos de mais de 25 condições crônicas (Warburton; Bredin, 2016; Warburton *et al.*, 2016). Existem também evidências de que a atividade física regular está relacionada a um risco reduzido de todas as causas de mortalidade e inúmeras condições crônicas, como doenças cardiovasculares, doenças isquêmicas, doenças cardíacas e acidente vascular cerebral isquêmico, diabetes tipo 2, diabetes gestacional, hipertensão, câncer de mama, câncer de cólon e doença do cálculo biliar (Booth; Roberts; Laye, 2012). As diretrizes avançaram em suas recomendações, descrevendo quais efeitos de diferentes modalidades de atividade física atuavam na promoção da saúde, bem como contribuíam para a prevenção de doenças e a reabilitação de diferentes maneiras por meio de diferentes mecanismos.

Nesse sentido, modalidades de atividade física aeróbica têm apontado para benefícios cardiorrespiratórios significativos, bem como redução da incidência e mortalidade de doenças cardiovasculares e metabólicas, além de seus benefícios psicológicos para a saúde, abrangendo reduções da ansiedade, depressão e estresse (Franklin; Billecke, 2012). Por sua vez, descobriu-se que as atividades de resistência (força) contribuem com uma infinidade de benefícios para promoção da saúde e prevenção de doenças, como na redução da dor lombar, do desconforto artrítico, ao mesmo tempo que promove a independência funcional e mobilidade (Bredin *et al.*, 2016; Wasfy; Baggish, 2016). Atividades de força também demonstram ser a modalidade que contribui para aumentar a taxa metabólica, o emagrecimento e o aumento da densidade mineral óssea (Wasfy; Baggish, 2016). É por essa razão que atividades de força são agora preconizados nos programas de atividade física, sendo indicadas por várias organizações globais de saúde, incluindo o American College of Sports Medicine, a Associação Americana do Coração e a Associação Americana de Doenças Cardiovasculares e Reabilitação Cardiopulmonar (Warburton *et al.*, 2017). Como tal, qualquer programa de atividade física destinado a melhorar a saúde e prevenção de doenças deve concentrar-se em incluir atividades regulares de condicionamento aeróbico e força, bem como reduzir o tempo de comportamento sedentário.

O termo promoção da saúde vem sendo aplicado nos últimos 35 anos, representando uma promissora estratégia para enfrentar os agravos de saúde que afetam as populações.

Em uma concepção ampla do processo saúde-doença e seus determinantes, apresenta-se como estratégia que propõe a articulação de saberes técnicos e populares e a mobilização de recursos institucionais e comunitários, públicos e privados a favor da saúde.

Após pouco mais de 30 anos da divulgação da Carta de Ottawa, um dos documentos fundadores do conceito contemporâneo de promoção da saúde, esse termo ficou associado a um conjunto de valores: estilo de vida, solidariedade, equidade, democracia, cidadania, desenvolvimento, participação e parceria, entre outros (Buss *et al.*, 2020).

A promoção da saúde reage à acentuada medicalização da vida social e é uma resposta setorial articuladora de diversos recursos técnicos e posições ideológicas. Embora o termo tenha sido usado, a princípio, para caracterizar um nível de atenção da medicina preventiva (Leavell; Clark, 1976), seu significado foi mudando e passou a representar também um enfoque político e técnico em torno do processo saúde-doença-cuidado.

Em uma retrospectiva, esse conceito de promoção da saúde desenvolveu-se nos seguintes países: Canadá, Estados Unidos e países da Europa Ocidental. Ocorreram, num todo, nove Conferências Internacionais, sendo elas: Ottawa (1986), Adelaide (1988), Sundsvall (1991), Jacarta (1997), México (2000), Bangkok (2005), Nairóbi (2009), Helsinki (2013) e Xangai (2016), que aprofundaram suas bases conceituais e políticas.

Rosen (1979) foi um dos primeiros autores a usar o termo, quando definiu as quatro tarefas essenciais da medicina: promoção da saúde, prevenção de doenças, recuperação dos enfermos e sua reabilitação. O autor afirmou que a saúde se promove proporcionando condições de vida decentes, boas condições de trabalho, educação, cultura física, formas de lazer e descanso, solicitando o esforço coordenado de políticos, setores sindicais, empresariais, educadores e médicos.

A promoção da saúde, nos moldes citados, revelou-se insuficiente para o enfrentamento das doenças crônicas não transmissíveis (DCNT). Com a segunda revolução epidemiológica (Terris, 1996), as estratégias de cuidado passaram a se associar a medidas preventivas sobre o ambiente físico e os estilos de vida.

As doenças crônicas não transmissíveis estão entre os maiores desafios para a saúde pública no mundo. Elas são representadas principalmente por doenças cardiovasculares, respiratórias crônicas, diabetes e cânceres (Who, 2018a). Estimativas da Organização Mundial da Saúde (OMS) indicam que em torno de 71% das 57 milhões de mortes ocorridas globalmente, em 2016, foram ocasionadas pelas DCNT (Who, 2018a, 2018b). No Brasil, as DCNT são igualmente relevantes, tendo sido responsáveis, em 2016, por 74% do total de mortes (Who, 2018c). De acordo com a OMS, um pequeno conjunto de fatores de risco responde pela grande maioria das mortes por DCNT e por fração substancial da carga de doenças devida a essas enfermidades. São eles: o consumo alimentar inadequado, a inatividade física, o tabagismo e o consumo abusivo de bebidas alcoólicas (Who, 2014).

Devido à relevância das DCNT na definição do perfil epidemiológico da população brasileira e pelo fato de que grande parte de seus determinantes é passível de prevenção, o Ministério da Saúde (MS) implantou, em 2006, a Vigilância de Fatores de Risco e Proteção para Doenças Crônicas por Inquérito Telefônico – Vigitel (Brasil, 2021b). Desde então, o sistema permite monitorar, de forma contínua, a prevalência e a evolução temporal dos principais fatores de risco e proteção para DCNT.

Nesse contexto, a prática regular de atividade física favorece a prevenção e o tratamento das DCNT. Um robusto conjunto de evidências comprova seus benefícios para a prevenção e o controle de doenças cardíacas, diabetes tipo 2, câncer e depressão, entre outros (Who, 2018d). Para tanto, a OMS recomenda a prática regular, de pelo menos, 150 minutos de atividade física por semana, com intensidade moderada, ou 75 minutos por semana com intensidade vigorosa (Who, 2010).

No entanto, aproximadamente, 23% dos adultos no mundo não atingem essas recomendações, podendo chegar a até 80% em algumas populações, devido à influência de meios de transporte, tecnologia e valores culturais (Who, 2018d). Já o cenário no Brasil, em 2019, apresentava cerca da metade dos adultos como não atingindo essa recomendação mínima de prática de atividade física (IBGE, 2020).

A prática insuficiente de atividade física esteve relacionada a mais de 800 mil óbitos no mundo em 2019 e configura-se como uma das principais causas de perda de anos de vida saudáveis (Institute for Health Metrics and Evaluation, 2019). Somam-se à prática insuficiente de atividade física os comportamentos sedentários, as atividades realizadas de modo reclinado, deitado ou sentado, de modo a gastar menos energia, como o uso prolongado de celular, computador, *tablet*, *videogame* ou televisão (Brasil, 2021c). No Brasil, em 2019, um a cada quatro adultos referiu assistir à televisão por três horas ou mais por dia (IBGE, 2020).

O monitoramento contínuo de indicadores relacionados à prática de atividade física é imprescindível para a implementação e o acompanhamento de políticas públicas efetivas para a redução e o controle das DCNT e de seus fatores de risco. Eles servem de base para o acompanhamento das metas definidas no Plano de Ações Estratégicas para o Enfrentamento das DCNTs.

Os estudos sobre a prática de atividade física no campo da saúde, com delineamentos epidemiológicos de fundo, têm uma primeira influência histórica a partir dos estudos de Morris *et al.* (1953), na década de 50, nos quais foi possível apontar relação positiva entre a atividade física realizada no trabalho e a menor incidência de doenças cardiovasculares (Florindo; Hallal, 2011). A própria definição de atividade física encontra em Caspersen, Powel e Christenson (1985) um consenso importante para a área e os estudos que passam a operar com esse conceito, em que diferentes domínios de atividade física são descritos: trabalho, lazer, deslocamento e ambiente doméstico.

Portanto, nesse cenário é de extrema importância os estudos que priorizam o diagnóstico populacional sobre a prática de atividade física, o comportamento sedentário e os aspectos que determinam ou condicionam tais práticas em diferentes grupos populacionais. Estamos avançando na ampliação das investigações, antes puramente isoladas em variáveis biológicas para variáveis do ambiente físico e social.

Nessas perspectivas, tais efeitos, além de um acúmulo de evidências científicas, passaram a ser incorporados em políticas públicas, especialmente as de saúde, com interesse prevencionista, de reabilitação, mas especialmente revestido com o discurso de promoção da saúde. No auge dessa abordagem, nasce também a Política Nacional de Promoção da Saúde (PNPS) brasileira, com influência desses atores e dessa abordagem (Misael; Oliveira, 2023).

Sendo assim, nota-se que a atividade física regular ajuda a prevenir e cuidar das doenças crônicas não transmissíveis (DCNTs), como doenças cardíacas, acidente vascular cerebral, diabetes e câncer de mama e cólon. Também ajuda a prevenir hipertensão, sobrepeso e obesidade e pode melhorar a saúde mental e o bem-estar. Além dos múltiplos benefícios para a saúde, as sociedades mais ativas podem gerar retornos adicionais sobre o investimento, incluindo uma utilização reduzida de combustíveis fósseis, ar e estradas menos congestionadas e mais seguras.

1.2 Níveis atuais de inatividade física

A redução nas demandas de atividade física (AF) e o aumento do comportamento sedentário têm contribuído para o aumento das doenças crônicas não transmissíveis (DCNT), como hipertensão, diabetes, câncer e obesidade (Bueno *et al.*, 2016; Hafner *et al.*, 2020). Essas condições impactam negativamente a longevidade, o estilo de vida e acarretam custos sociais significativos. No Brasil, 40,3% das pessoas acima de 18 anos não seguem as recomendações de AF, sendo 32,1% homens e 47,5% mulheres (Brasil, 2019).

A prática de atividade física ocorre em diversas áreas da vida, incluindo deslocamentos, lazer, trabalho e tarefas domésticas, e é fundamental para a promoção da saúde e prevenção de DCNT. A literatura científica demonstra que uma vida ativa traz benefícios físicos, psicológicos e sociais (Moreira *et al.*, 2020; Zhao; Veeranki;

Magnussen, 2020). Além disso, a compreensão ampliada da AF destaca sua importância como um direito social e parte do direito à cidade, Programa das Nações Unidas para o Desenvolvimento (Pnud, 2017).

A World Health Organization (Who, 2010; Who, 2020) recomendam a prática de AF em diferentes contextos, considerando fatores ambientais, culturais e sociais (no deslocamento, no tempo livre, no lazer, no trabalho ou no estudo, e/ou nas tarefas domésticas). No entanto, considerando a diversidade e a complexidade dos fatores que envolvem a prática da AF, como os ambientais, culturais, regionais, demográficos e sociais (U. S. Department of Health and Human Services, 2018). No Brasil, a OMS tem incentivado a elaboração de guias com recomendações e orientações específicas a cada país. O Brasil tem executado diversos esforços para a promoção da AF (Carvalho; Pinto; Knuth, 2020), no âmbito municipal (Serviço de Orientação do Exercício, Programa Academia da Cidade, Academia Carioca), estadual (Programa Agita São Paulo) e federal (Programa Academia da Saúde, Sistema de Vigilância Epidemiológica Relacionada à AF), (Brasil, 2019; Brasil, 2020). Em 2020, o Ministério da Saúde, em parceria com a Universidade Federal de Pelotas e pesquisadores de todo o país, elaborou o Guia de Atividade Física para a População Brasileira, focado em adultos de 18 a 59 anos (Brasil, 2021).

O comparativo do nível de atividade física global disponível, estimado em 2010, indica que, em todo o mundo, 23% dos adultos e 81% dos adolescentes (com idade entre 11–17 anos) não atendiam aos requisitos globais da OMS para atividade física relacionado a saúde (Who, 2013). Notavelmente, a prevalência de inatividade varia consideravelmente dentro e entre países, e pode chegar a 80% em algumas subpopulações adultas. A inatividade física em adultos apresentava-se mais elevada no Mediterrâneo Oriental, nas Américas, na Europa e nas regiões do Pacífico Ocidental, e mais baixa na região do Sudeste Asiático. As diferenças nos níveis de atividade física podem ser explicadas por desigualdades significativas nas oportunidades de atividade física por gênero e posição social, tanto dentro como entre países (Who, 2014).

Ainda nesse levantamento, nota-se que meninas, mulheres, idosos, pessoas de baixa posição socioeconômica, pessoas com deficiências e doenças crônicas, populações marginalizadas, povos indígenas e habitantes de comunidades rurais, muitas vezes, têm menos acesso a recursos seguros, acessíveis, baratos e espaços e locais apropriados para serem ativos fisicamente. Abordar essas disparidades necessita de ações governamentais e prioridade política, sendo subjacente um princípio desse plano de ação global.

Em uma esfera global em 2013, estima-se que a inatividade física custa $54 bilhões em assistência direta à saúde, dos quais 57% são incorridos pelo setor público e um adicional de $14 bilhões é atribuível à perda de produtividade (Ding *et al.*, 2016). Estimativas de países de alta renda, bem como países de baixa e média renda, indicam que entre 1-3% das despesas nacionais com cuidados de saúde são atribuíveis à inatividade física (Bull *et al.*, 2017). Existem limitações nos dados disponíveis, pois não constam os custos associados à saúde mental e às condições musculoesqueléticas. Além disso, para a sociedade fora do sistema de saúde, como potenciais benefícios ambientais decorrentes de aumento de caminhadas, ciclismo e uso de serviços do transporte públicos e redução associada ao uso de combustíveis fósseis, ainda não estão incluídos na avaliação do impacto total.

Em suas muitas diferentes formas, a atividade física relacionada à saúde tem multiplicado benefícios social e econômico. Caminhar e andar de bicicleta são meios essenciais de transporte, permitindo que as pessoas se envolvam em atividade física regular diariamente, mas também, cumpram seu papel, sendo que a sua popularidade está diminuindo em muitos países.

As maiores mudanças estão ocorrendo, por exemplo, onde um grande número de pessoas estão diminuindo os comportamentos ativo de caminhar e andar de bicicleta para atividades pessoais com transporte motorizado (Li *et al.*, 2017). Políticas que melhoram segurança rodoviária, promovem design urbano compacto e priorizam o acesso de pedestres, ciclistas e usuários de transporte público para destinos, especialmente educacionais, espaços públicos abertos e verdes, esportes e instalações de lazer, podem reduzir o uso de recursos pessoais como transporte motorizado, emissões de carbono, congestionamento de tráfego, bem como custos de saúde (Woodward; Lindsay, 2010). Ao mesmo tempo, impulsionam as microeconomias nos bairros locais e melhoram a saúde e o bem-estar da comunidade (Sallis *et al.*, 2016; Giles-Corti *et al.*, 2016). Dado o mundo cada vez mais urbanizado, com mais de 70% da população global vivendo em centros urbanos, as cidades têm uma particular responsabilidade e oportunidade de contribuir para essa agenda por meio da melhoria do desenho urbano e dos sistemas de transporte sustentáveis (The Shanghai Consensus on Healthy Cities, 2016).

A atividade física é importante em todas as idades, e deve ser integrada em várias atividades de vida diária (AVDs). Para muitos adultos, o local de trabalho é uma configuração-chave para ser fisicamente ativo e reduzir comportamento sedentário. A viagem de ida e volta ao trabalho, as pausas nas atividades (pausas ativas) e os programas no local de trabalho oferecem oportunidades para aumentar a atividade física durante toda a jornada de trabalho e podem contribuir para o aumento produtividade e a redução de lesões e absenteísmo. Esteja trabalhando ou não, idosos ou adultos, em particular, podem beneficiar-se de atividade física para manter a saúde física, social e mental, incluindo prevenção ou retardamento da demência (Livingston *et al.*, 2017), prevenção de quedas e percepção de envelhecimento saudável. Fortalecendo a provisão e o acesso a oportunidades apropriadas, os programas podem permitir que todos consigam manter um estilo de vida ativo, de acordo com a capacidade.

É importante ressaltar que a saúde primária e secundária e os prestadores da assistência social podem ajudar pacientes de todas as idades a se tornarem mais ativos e a evitarem a crescente carga de DCNTs, ao mesmo tempo que utilizam atividade física como meio de aumentar as taxas de reabilitação e recuperação. Importante reforçar que o aconselhamento do paciente sobre atividade física tem sido identificado como uma intervenção custo-efetiva (Who, 2017).

Além disso, também notamos a necessidade de identificar e abordar os múltiplos fatores que determinam a participação, algumas dessas são características individuais, conhecimentos e preferências pessoais, enquanto outros são relacionados com os contextos socioculturais mais amplos, como contexto familiar, valores sociais, tradições, ambientes, econômicos e físicos (Bauman *et al.*, 2012).

Na prestação dos serviços públicos, chamados de "determinantes da atividade física" que moldam a equidade, apontam para a necessidade de promover oportunidades de participação coletiva e assim contribuir para a redução das desigualdades do acesso a atividade física, melhorando o estado de saúde e bem-estar da população (Marmot, 2015).

Com isso, as respostas das políticas nacionais no Brasil necessitam apoiar-se em ações para lidar com fatores que afetam as oportunidades e habilidades de todas as pessoas serem ativas, bem como proteger e melhorar os fatores que permitem e incentivam a participação.

Contudo, apesar das fortes evidências sobre a eficácia, o progresso tem sido uma aspiração, a menos que recursos dedicados e confiáveis, humanos e fiscais, sejam garantidos para apoiar e promover a atividade física como prioridade no tratamento e na prevenção de DCNT, estabelecendo, assim, as conexões e estratégicas entre os principais departamentos governamentais, órgãos privados e partes interessadas, sendo evidenciado como prioridades políticas, permitindo uma implementação sustentada a nível nacional e níveis subnacionais.

INATIVIDADE FÍSICA E FATORES ASSOCIADOS AO ABSENTEÍSMO POR DOENÇA NO AMBIENTE DE TRABALHO

2.1 Conhecendo o termo absenteísmo por doença (ABD)

Historicamente, o termo absenteísmo é uma variação da palavra "absenteísmo", atribuído à imigração do campo para a cidade no período da Revolução Industrial, sendo utilizado para categorizar colaboradores ausentes no serviço e, dessa maneira, impedindo o desenvolvimento adequado do trabalho (Quick; Lepertosa, 1983).

Relatos mostram que essa preocupação com as ausências não foi característica apenas da Revolução Industrial, mas também no antigo Egito, em que os escribas, profissionais responsáveis pela supervisão e contabilidade da obra de construção das pirâmides, também tinham a responsabilidade de registrar o motivo das ausências dos egípcios no trabalho. Existem também relatos de absenteísmo na civilização greco-romana, em que o trabalho dos escravos era observado por soldados, o qual também impossibilitavam recorrendo à força, ao afastamento do trabalho, até os modelos atuais de gestão (Morris *et al.*,1953; Muchinsky, 1977; Palheta; Guimarães, 2016; Vedrana; Maškarin; Helga, 2018).

Com a evolução da tecnologia, vários postos de trabalho foram gerados, contribuindo com um dinamismo nos diferentes determinantes comportamentais e contribuindo para as mudanças no estilo de vida da população. Assim, observamos que o colaborador, tanto nas instituições públicas quanto nas privadas, assume papéis importantes no processo econômico e social.

Contudo, sua capacidade de produção também proporciona, entre outros fatores, competitividade das empresas e o êxito das relações comerciais (Hassan; Dehart-Davis; Jiang, 2019). Essas condições impõem condicionantes à forma de viver, com impactos na dimensão familiar e social, em razão de a maior parte de seu tempo ser dedicada ao trabalho em detrimento da sua vida particular, do tempo de lazer e dos cuidados com a própria saúde.

As empresas estão atentas a oferecer ambientes que melhorem a inserção da vida produtiva, cujas atividades se constituem por repetições de gesto, posturas e atividades mentais que refletem a relação do colaborador com sua saúde (Haslam *et al.*, 2016; Li; Guldenmund, 2018).

Inteirar-se do ambiente laboral em que está inserido, bem como das dimensões do ABD em colaboradores, oportuniza possíveis tomadas de decisões em um ambiente de trabalho menos agressivo, mais humano e seguro, aumentando a satisfação do colaborador com suas atividades profissionais e favorecendo a diminuição do índice de ABD (Van Amelsvoort, 2006).

Essa compreensão permite uma visão mais circunstanciada, tanto individual quanto epidemiológica, das condições de trabalho, favorecendo não só estudos científicos descritivos, mas também inferenciais, que subsidiem informações baseadas em evidência à gerência de Recursos Humanos e ao serviço de Medicina do Trabalho da empresa, a fim de reavaliar a política institucional com o objetivo de melhorar a saúde do colaborador, diminuir as ausências e minimizar os impactos econômicos para indústria (Guimarães; Castro, 2007; Balasteghin; Marrone; Silva-Júnior, 2014; Grinza; Rycx, 2020).

2.2 Conceito de absenteísmo por doença

A importância de conhecermos o conceito, a definição e a mensuração da incapacidade tornaram-se tema de crescente interesse, em especial, a partir do momento em que as pessoas começaram a viver mais tempo, ocorrendo o aumento das doenças crônicas, as mudanças na dinâmica sociodemográfica, no estilo de vida e, consequentemente, nas relações no ambiente laboral (Paiva *et al.*, 2017). Nesse contexto, segundo a Organização Mundial da Saúde (2019), uma média de 11,9 dias de trabalho por funcionário foram perdidos na União Europeia, em 2014, devido à doença ou lesão.

O absenteísmo no trabalho é ocasionado por diversos motivos e classificado da seguinte forma, segundo Quick e Lepertosa (1983, p. 65):

> Absenteísmo voluntário – quando ocorre a falta do colaborador por motivos particulares, não justificada por doença e não apresenta amparo legal; absenteísmo por doença – contempla todas as faltas ao trabalho causadas por doenças ou para realização de procedimentos médicos. Os autores excluem dessa definição os infortúnios profissionais; absenteísmo por patologia profissional – aqueles eventos causados por acidentes ou doenças do colaborador; absenteísmo legal – ausências que são amparadas pela lei, tais como: licença maternidade, licença paternidade, doação de sangue, licença nojo (afastamento do colaborador em razão da morte de um parente), licença-casamento ou licença gala, serviço militar e outras; absenteísmo compulsório – refere-se à ausência do colaborador mesmo que esse não deseje, o que pode ocorrer em virtude de suspensão imposta pelo empregador, por prisão ou outro impedimento que o impossibilite de chegar ao trabalho.

Segundo a Organização Internacional do Trabalho (Oit, 1989) corroborando com (Dyrbye *et al.*, 2019), existem diversas classificações de absenteísmo, entretanto o motivado por doença é o período em que o colaborador fica incapacitado para a atividade laboral, exceção apenas para os casos relacionados à gravidez normal ou prisão.

A ausência do local de trabalho é identificada como absenteísmo (Silva *et al.*, 2020). O absenteísmo pode ocorrer em curto prazo (até 15 dias) ou longo prazo (acima de 15 dias). Existe o absenteísmo temporário do trabalho, por questões como doença, morte na família ou outros assuntos pessoais (Arezes *et al.*, 2020), assim como ausência intencional (Cucchiella; Gastaldi; Ranieri, 2014). Outro tipo de distinção é o absenteísmo involuntário e voluntário, em que o involuntário ocorre por motivos como doença certificada e comparecimento ao funeral. O absenteísmo voluntário consiste em situações como férias e doença não certificada (Arezes *et al.*, 2020). Existem outros tipos de categorias de absenteísmo, por exemplo, absenteísmo autorizado e não autorizado (Blau, 1985), cobranças organizacionalmente justificadas e organizacionais não justificadas (Arezes *et al.*, 2020).

2.3 Impacto social e financeiro do absenteísmo por doença

O ABD é um fenômeno que consiste na ausência do colaborador do trabalho devido à doença ou lesão (Niedhammer *et al.*, 1998). O Escritório de Estatísticas do Trabalho relata que 2% do tempo de trabalho foi perdido devido a doenças nos Estados Unidos, em 2018 (BLS, 2019a).

Além disso, estudos realizados em países do Reino Unido apontam percentuais de absenteísmo-doença (Percentual de absenteísmo = Dias Perdidos x 100/Nº servidores x Nº dias úteis) em servidores públicos que variam de 3,5% (Escócia, em 2003 e 2004) a 6,5% (Irlanda do Norte, em 2004 e 2005). O percentual de ABD aceito pela OIT é de 2,5% (Yano, 2012; Leão *et al.*, 2015; National Audit Office, 2020).

Vale ressaltar o reconhecimento da importância dos custos econômicos gerados pelo absenteísmo por motivos médicos, em termos de perda de produtividade e qualidade do trabalho (Asfaw; Chang-Chia; Ray-Tapas, 2014; Bankert; Pope; Wells, 2015).

Sendo assim, observamos que o ABD é um fenômeno que apresenta altos custos em todo mundo. Uma das razões que motivou a Fundação Europeia para a Melhoria das Condições de Vida no Trabalho a estudar o ABD ou acidente foi o fato de que, em 1990, o custo total estimado era entre 1,5% e 4% do PIB, o que equivale a dizer que, entre custos diretos, indiretos e ocultos, os países membros pagavam, em média, o equivalente à sua taxa de crescimento econômico num ano normal. Já na Inglaterra, observaram uma perda anual de 370 milhões de dias de trabalho por causa do ABD, gerando um custo aos negócios do país na ordem de 13 bilhões de libras (Asay *et al.*, 2016).

Em alguns casos, os empregadores estão interessados em reduzir as taxas de doenças crônicas e os fatores de risco à saúde de seus colaboradores, pois esses suportam cerca de 58% dos custos médicos totais na folha de pagamento das empresas, revelando, assim, que colaboradores com doenças crônicas e estilo de vida e comportamento inadequado têm custos médicos mais altos, perdem mais dias úteis e são potencialmente menos produtivos no trabalho (American Diabetes Association, 2014; Salmela *et al.*, 2020).

No aspecto do estilo de vida, dieta pouco saudável e sedentarismo contribuem para doenças crônicas, causando carga econômica às sociedades. O custo anual estimado para indivíduos com dietas não saudáveis é de 148 euros e, para a inatividade física, 181 euros per capita (Candari; Cylus; Nolte, 2017). Segundo (Proper *et al.*, 2013), dieta pouco saudável e inatividade física são atribuíveis a, aproximadamente, 2% do total de custos com os cuidados com a saúde. Além disso, estilos de vida pouco saudáveis e doenças estão associados ao enfraquecimento da capacidade de trabalho e produtividade, aumento de doenças e, consequentemente, absenteísmo por doença (Leijten *et al.*, 2014; Robroek; Coenen; Hengel, 2021; Van Den Berg; Burdorf; Robroek, 2017).

No estudo (Kanerva *et al.*, 2018), os achados revelaram que estilos de vida pouco saudáveis podem aumentar o custo direto de saúde e o ABD de curto prazo em até a 30%.

Nos Estados Unidos, desde a década de 1980, a prevalência de doenças crônicas devido ao estilo de vida entre adultos americanos aumentou, com destaque na prevalência de hipertensão de 24% (1980), e diabetes abaixo, de 3%, mas, em 2012, a prevalência de hipertensão foi de 29% e diabetes 9% (Egan; Zhao; Axon, 2010; American Diabetes Association, 2013) e, ainda, a população trabalhadora representava um terço dos adultos obesos (Ogden *et al.*, 2013; Flegal *et al.*, 2010). Ainda, segundo Berríos-Torres *et al.*, 2017, aproximadamente um em cada cinco eram fumantes e mais da metade não atendiam às recomendações de prática de atividades físicas diária e semanal. O aumento da idade na força de trabalho pode também aumentar a prevalência dessas condições e seus custos associados (Us Department of Labor, Bureau of Labor Statistics, 2015). À luz dessas considerações, muitos empregadores adotaram programas de bem-estar no local de trabalho para estimular hábitos saudáveis relacionados à saúde e reduzir a incidência de condições crônicas.

Vale ressaltar que os empregadores podem incorrer em maiores custos relacionados ao absenteísmo entre os colaboradores que têm doenças crônicas ou comportamentos prejudiciais à saúde. Asay *et al.* (2016) examinaram a associação entre o absenteísmo do funcionário e cinco condições, sendo três fatores de risco (tabagismo, sedentarismo e obesidade) e duas doenças crônicas (hipertensão e diabetes). O ABD foi medido como o número de dias de trabalho perdidos devido à doença ou lesão. Nesse estudo, o ABD aumentou com o número de fatores de risco. Nacionalmente, cada fator de risco ou doença foi associado com absenteísmo anual, custos superiores a US $ 2 bilhões. Os custos variaram de 16 a 81 dólares (pequeno empregador) e 17 a 286 dólares (grande empregador) por funcionário por ano.

Alguns estudos avaliaram o efeito das doenças e dos fatores de risco sobre o absenteísmo (American Diabetes Association, 2014; Asay *et al.*, 2016), demonstrando que as condições de saúde podem variar em função das diferentes variáveis analisadas, como: características sociodemográficas da amostra utilizada, períodos de intervenção, sendo esses alguns fatores que dificultam analisar os benefícios das políticas institucionais de acompanhamento das condições que afetaram concomitantemente os colaboradores.

O estudo de Berríos-Torres *et al.* (2017) não estimou separadamente o absenteísmo ou contabilizou outras características dos funcionários, dificultando assim a análise da associação entre as condições crônicas e a falta ao trabalho.

No Brasil, o ABD tem sido um indicador utilizado nas empresas, fato esse que a missão da instituição que representa as organizações no Brasil (Serviço Social da Indústria – Sesi) é propiciar à indústria ações para promoção de um ambiente de trabalho seguro e saudável, possibilitando acesso a soluções na redução do absenteísmo (Senai, 2014).

No Espírito Santo, um estudo com colaboradores da Prefeitura Municipal de Vitória apresentou duração média de 10,2 dias afastados por doença, sendo menor que os verificados nos colaboradores de Goiânia, no período de 2005 a 2010, com duração média das licenças de 23 dias (Bastos; Saraiva; Saraiva, 2016). No ano de 2009, os colaboradores municipais de Curitiba apresentaram duração média das licenças de 7,2 dias (Leão *et al.*, 2015).

Além desses fatores, o estilo de vida, o nível socioeconômico, a trajetória educacional e o acesso a serviços médicos associam-se ao desenvolvimento das doenças crônicas, fato que contribuiu com o ABD e que afeta toda a sociedade.

Ademais, existem outros fatores relacionados que podem gerar consequências mais graves, tanto para os colaboradores quanto para sociedade em geral, e estão relacionados ao estilo de vida, ao nível socioeconômico, à educação e ao acesso a cuidados médicos, os quais, isoladamente ou em conjunto, podem favorecer o desenvolvimento de condições crônicas, levando ao ABD (Trust For America's Health, The Robert Wood Johnson Foundation, 2011; Berríos-Torres *et al.*, 2017).

Para os empregadores, as consequências das faltas dos colaboradores influenciados pelas características socioeconômicas, pelo estilo de vida, pela característica laboral e condição clínica dificultam o cálculo da proporção exata da causalidade atribuída aos custos econômicos, o que justifica a realização de estudos específicos que abordem essa questão (Trust For America's Health, The Robert Wood Johnson Foundation, 2011; Palheta; Guimarães, 2017).

Pinnatti (2006) adverte que o absenteísmo é um evento que reduz a vantagem competitiva da empresa e que, portanto, suas causas precisam ser eliminadas para que haja o perfeito equilíbrio entre produtividade e capacidade de produção.

Na visão de Camapaba (2011), as consequências para o colaborador estão no próprio fato do afastamento das atividades laborais; no risco da perda de emprego; na consequência social relacionada à dificuldade de integração; no desprezo pelos colegas de trabalho que se sentem prejudicados por acumular atividades do colaborador ausente; nos problemas emocionais causados pelo quadro clínico da doença; no comprometimento do desempenho e produtividade, sinalizando ainda que, ao retornar ao trabalho, após um período superior a 30 dias de afastamento, se perde 35% de seu rendimento, prejudicando sensivelmente a qualidade do seu serviço.

Dessa forma, faz-se necessário incluir na rotina das empresas, ações que promovam saúde, segurança e satisfação no trabalho (Stewart *et al.*, 2003; Albuquerque *et al.*, 2020). Apesar de o Brasil possuir uma legislação que estabelece diretrizes e recomendações para empresas no que tange às questões de saúde e segurança do colaborador, segundo dados do Ministério do Trabalho e Previdência Social, índices de absenteísmo aumentam a cada ano, como também acontece no mundo (Tolbert, 2014; Empresa de Tecnologia e Informações da Previdência Social, 2013; Buhai *et al.*, 2017).

Sendo assim, investir na saúde e segurança dos colaboradores parece ser um dos fatores que contribuem para o aumento da produtividade.

2.4 Absenteísmo por doença, características sociodemográficas e estilo de vida

Ao se falar sobre a relação associação entre a idade e o ABD, imagina-se que pessoas jovens são mais saudáveis do que as com maior idade e, consequentemente, ocorrerá menor absenteísmo por doença. Entretanto, em algumas pesquisas, os resultados mostraram que o absenteísmo entre jovens foi maior quando comparado aos com mais idade, como na pesquisa realizada com enfermeiros no Rio de Janeiro, a faixa etária de 20 a 37 anos foi a que mais contribuiu com o maior número de ABD no período estudado (Bastos; Saraiva; Saraiva, 2016; Massante, 2020). Ainda em relação à faixa etária, os dados encontrados na pesquisa em funcionários públicos em Goiânia (Leão *et al.*, 2015) coincidem com outros estudos em enfermeiros (Souza; Teixeira, 2015; Silva; Buzzoni, 2016; Brey *et al.*, 2017; Santana *et al.*, 2016), revelando também maior absenteísmo em indivíduos jovens. E, ainda, o estudo citado de Massante (2020) demonstrou que apenas a idade apresentou associação significativa com faltas curtas, com menor chance de afastamento dos colaboradores com maior idade.

Quanto aos fatores organizacionais, no grupo de colaboradores com contratação por prazo indeterminado, houve menor ocorrência de absenteísmo do que trabalhadores com contrato a termo, computando mais de três pontos percentuais de diferença entre eles (Coluccio; Muñoz; Ferrer, 2016). O Estudo de Sanz (2017) observou que o tipo de contratação estabeleceu o maior ou o menor grau de comprometimento, satisfação e bem-estar relacionado ao absenteísmo no trabalho.

Em relação a homens e mulheres, pesquisas brasileiras revelaram maior prevalência de absenteísmo entre as mulheres (Magalhães *et al.*, 2018; Santa-Marinha, 2018; Duarte *et al.*, 2017; Silva *et al.*, 2016; Santana *et al.*, 2016; Leão *et al.*, 2015).

Quando analisado o estado civil, o número de filhos e a escolaridade, algumas pesquisas revelaram maior prevalência de licenças médicas entre profissionais de enfermagem casados (Duarte *et al.*, 2017; Silva *et al.*, 2016; Leão *et al.*, 2015), aqueles com filhos (Duarte *et al.*, 2017) e os que tinham nível médio de educação (Magalhães *et al.*, 2018; Duarte *et al.*, 2017; Santa-Marinha, 2018; Silva *et al.*, 2016).

No caso das mulheres e licenças médicas, o estudo apontou uma combinação de fatores biológicos, psicossociais e culturais (Leão *et al.*, 2015). Fato esse que, em um estudo realizado no Chile a partir de uma amostra de enfermeiras, constatou um percentual de 57,7%, as quais afirmaram que, além de sua posição, elas atendiam às demandas domésticas e familiares (Ceballos-Vásquez *et al.*, 2015). Sendo assim, Gonçalves *et al.* (2018) notaram o fato de as mulheres ainda serem consideradas a figura central nas atividades domésticas. Elas dobram ou triplicam seus dias de atividades de trabalho, e consequentemente, aumentam os episódios que afetam sua saúde, levando ao adoecimento, impactando, assim, seu trabalho e suas tarefas rotineiras, causando uma espécie de dupla jornada.

Em relação ao grau de escolaridade e à faixa salarial, observamos, em um estudo com enfermeiros e técnicos de enfermagem, maior ocorrência de absenteísmo entre os colaboradores com nível médio de escolaridade, baixos salários, além da falta de materiais de segurança pessoal, demanda por competências multifacetadas e necessidade em lidar com a imprevisibilidade (Chinelli *et al.*, 2018).

Outra dimensão para diminuição do absenteísmo por doença é medida de modificação do estilo de vida dos colaboradores, tornando-se imprescindíveis para controle das doenças. Ou seja, manter alimentação adequada e praticar atividade física regular, além da adoção de outros comportamentos, como a cessação do tabagismo, favorecem a diminuição do ABD na empresa (Virtanen *et al.*, 2018). No entanto, a ocorrência de doenças bem como suas distribuições na população sofre influência de processos arraigados na determinação socioeconômica, cultural e ambiental. Essas constatações são evidentes no Brasil, visto que por suas dimensões continentais, apresentam regiões com diferentes contextos epidemiológicos, demográficos e sociais (Brasil, 2018).

A ausência do colaborador é uma grande preocupação, enfatizando a importância de conhecer os fatores de risco modificáveis, consequentemente, manter a força de trabalho mais ativa, prolongando a vida útil profissional (Gabbay *et al.*, 2011). Fatores de risco relacionados ao estilo de vida, como fumo, uso excessivo de álcool, alto índice de massa corporal (IMC) e níveis baixos de atividade física, representam uma proporção substancial de anos de vida perdidos, devido às limitações e à mortalidade prematura (GLBD, 2016; Malta *et al.*, 2017).

Em uma revisão sistemática, Viana *et al.* (2018) analisaram mais de 70 artigos relacionados aos níveis de atividade física e ao desfecho do absenteísmo por doença em colaboradores da indústria. Os resultados demonstraram associações entre indivíduos que não contemplaram as recomendações de atividade física diária com o aumento dos fatores de risco de doenças e o absenteísmo por doença. Além disso, apontaram que a atividade física é um dos fatores que contribuíram para a manutenção da saúde, com menor ausência no posto de trabalho, bem como a importância da elaboração de programas de conscientização e incentivo à prática de exercícios físicos para a redução do absenteísmo por doença.

Grande parte dos artigos incluídos no estudo demonstraram que a melhor estratégia para a redução do absenteísmo por doença foi a prática regular de atividade física e adequação ao estilo de vida saudável, o que contribui para a prevenção das doenças. Corroborando com os achados, Losina *et al.* (2017) confirmaram a relação entre a inatividade física e o absenteísmo por doença.

Em outra revisão sistemática do nosso grupo de estudo (Ferraz *et al.*, 2018), analisamos o absenteísmo em policiais militares, sendo que o bom condicionamento físico decorrente da prática regular de atividade física relacionou-se à saúde e à diminuição do absenteísmo (pedidos de assistência médica). O estudo concluiu que a condição de saúde é preocupante para essa categoria, cujo impacto é o aumento da prevalência de doenças cardiometabólicas, afetando o profissional e seu desempenho no serviço.

2.5 Absenteísmo por doença, características laborais

Estudos têm mostrado que longas horas de trabalho estão relacionadas a prejuízo à saúde (Lie *et al.*, 2014; Van der Hulst, 2003). Além disso, resultados negativos de longas horas de trabalho incluem associação com diabetes (Kivimäki *et al.*, 2015), depressão e ansiedade (Virtanen, *et al.*, 2011; Virtanen *et al.*, 2012), fadiga (Tucker *et al.*, 2010), risco de mortalidade (O'Reilly; Rosato, 2012), aumento do risco de acidentes (Nakata, 2011) e doença coronariana (Virtanen *et al.*, 2010; Holtermann *et al.*, 2010).

Em uma revisão sistemática da literatura sobre horas de trabalho e absenteísmo por doença, identificou-se 17 estudos investigando a relação entre longas horas de trabalho e absenteísmo por doença. Esses achados encontraram uma relação negativa entre aumento das horas trabalhadas com afastamento por doença (Bernstrøm; Houkes, 2018). Dos 17 estudos, cinco eram de coorte prospectivos, todos os quais encontraram uma relação negativa entre jornada de trabalho e ausência por doença

Outros achados contradizem, pois observaram que, quanto maior o tempo de serviço, menor o número de ABD, sendo maior entre colaboradores com um e dois anos de atividade (Marim, 2012; Balasteghin; Marrone; Silva-Júnior, 2014). Outro estudo constatou que colaboradores com mais tempo de empresa tendem a valorizar mais sua profissão e que, por esse motivo, o ABD é menor também em curtos períodos de tempo (Tonelli, 2010).

Além disso, o maior número de ABD apresentou maior incidência entre colaboradores com um a dois anos de serviço, e os que menos se ausentaram por esse motivo foram aqueles que trabalhavam acima de 10 anos, corroborando com os achados de Marin (2012), o qual identificou também a associação baixa de ABD entre colaboradores com 7 a 14 anos de serviço.

No tocante ao tempo de vínculo com a instituição, os dados obtidos estão semelhantes a outro estudo prévio na cidade de Vitória, que demonstraram maior parcela de ABD entre os colaboradores com até cinco anos de vínculo institucional (Andrade *et al.,* 2008).

Vale ressaltar que poucos estudos correlacionaram o tipo de vínculo de trabalho com os indicadores de absenteísmo (Andrade, 2008; Ribeiro; Moreira, 2014; Reis *et al.*, 2003).

Quando são analisados os cargos, estudos revelam a existência maior da frequência de colaboradores absenteístas em cargos de níveis operacionais em relação aos administrativos (Weyh; Pilat; Krüger, 2020).

A atividade profissional, o ambiente de trabalho, a forma de organização do trabalho e as atividades desenvolvidas podem causar consequências para a saúde do colaborador. No ambiente de trabalho, existem também riscos à saúde, com critérios especificados por leis tais como: ruído, iluminação inadequada, temperaturas extremas, vibração e agentes químicos, gerando, quando mal geridos, sérios problemas de saúde (Keyser; Adeoluwa; Fourie, 2020).

Em uma revisão sistemática de associação com antecedentes de ABD em enfermeiros (Brborović *et al.*, 2017) revelou-se dois preditores: exaustão (fadiga) e demandas de trabalho. A exaustão é compreendida como uma consequência de fadiga, aumentando o ABD, enquanto a fadiga também foi associada ao ABD. Com base nesses resultados, os autores pontuaram a necessidade de maior atenção à fadiga/exaustão e às demandas de trabalho em termos de prevenção e gestão do ABD.

No estudo de Castaño *et al.* (2018), os pesquisadores relataram a menor frequência de absenteísmo em colaboradores colombianas da indústria metalmecânica. Contudo, outros pesquisadores observaram maior frequência relatada em trabalhadores de uma empresa promotora de saúde (Martinez-Lopez; Saldarriaga-Franco, 2008). Ainda, em relação à função, as atividades administrativas apresentaram maiores frequências de ABD (Escobar-Aramburo *et al.*, 2015), do que em trabalhadores da área operacional de uma empresa de extração mineral (Vásquez, 2013), como também em operadoras de uma empresa de transporte público de massa (Mosquera; Ordo-Ez; Grajales, 2015).

Entre as possíveis explicações para a disparidade observada no comportamento da ocorrência de absenteísmo nos vários grupos de trabalhadores mencionados anteriormente estão: (I) subnotificação de notificações de incapacidade médica ou outros tipos de absenteísmo, como consequência de um sistema de gestão deficiente (Stock *et al.*, 2014); (II) a cultura da ausência na empresa; (III) expectativas diferentes do trabalhador; e (IV) característica multifatorial do absenteísmo (Sanchez, 2013; Vásquez, 2013).

2.6 Absenteísmo por doença, condições clínicas, autoavaliação do estado de saúde e estado nutricional

Absenteísmo no trabalho é definido como a ausência de um funcionário no seu local de trabalho por motivo de doença ou acidente, excluindo férias, greves, gravidez ou prisão (Gomero *et al.*, 2018), sendo considerado um fenômeno multifatorial com capacidade de afetar empresas, trabalhadores e a economia geral de um país (Rabarison *et al.*, 2017).

No contexto da saúde do trabalhador, vale destacar a relação entre o aumento do ABD e os fatores de risco cardiovascular. Entre eles estão: obesidade, inatividade física, hipertensão, tabagismo, diabetes mellitus e dislipidemia (Gomero *et al.*, 2018; Losina, *et al.*, 2017; Castaño, 2018). Além disso, a eliminação de um fator de risco cardiovascular do perfil de um trabalhador pode reduzir mais do que 2,0% de ocorrência de absenteísmo (Pelletier; Boles; Lynch, 2004).

No entanto, existem relatos discordantes que indicam a independência desses fatores do ABD em vários grupos de trabalhadores (Castillo Rascón *et al.*, 2016; Howard; Potter, 2014).

Algumas investigações mostram que o excesso de peso é um dos fatores de risco com maior associação com ABD em trabalhadores (Agredo Zúñiga *et al.*, 2013; Manzano; López Hernández, 2017; Orozco-González *et al.*, 2016).

Por outro lado, não foi encontrada associação entre a ocorrência de absenteísmo entre colaboradores e fatores de risco cardiovasculares, exceto história pessoal de hipertensão, visto que a prevalência de absenteísmo foi aproximadamente duas vezes maior nos trabalhadores com histórico pessoal de hipertensão em comparação com aqueles que não apresentaram esse tipo de histórico pessoal (Manzano; López Hernández, 2017).

Outras investigações dão suporte a esses resultados com seus achados (Castillo Rascón *et al.*, 2016), que indicam maior frequência de ABD em colaboradores hipertensos em comparação com normotensos. Além disso, desde a década de 1980, a hipertensão foi reconhecida como um dos determinantes do absenteísmo no trabalho (Sexton; Schumann, 1985).

Em coerência com os resultados encontrados, algumas investigações mostram que o excesso de peso é um dos fatores de risco com maior predominância nos demais tipos de absenteísmo (Manzano; López Hernández, 2017; Orozco-González *et al.*, 2016).

Também foi encontrada uma fraca associação entre absenteísmo e obesidade abdominal na população de colaboradores (Castaño, 2018). Essa associação foi relatada anteriormente em colaboradores colombianos (Agredo Zúñiga *et al.*, 2013) e em colaboradores europeus (Fitzgerald *et al.*, 2016; Korpela *et al.*, 2013; Moreau *et al.*, 2004).

Nenhuma associação foi encontrada entre o absenteísmo e outros fatores de risco cardiovascular, como hipercolesterolemia e obesidade, semelhante ao relatado em funcionários públicos (Castillo Rascón *et al.*, 2016), mas diferente do relatado por Leynen *et al.* (2006).

Ainda nesse cenário, faz-se necessário analisar as condições clínicas como critério de síndrome metabólica (SM), perímetro da cintura, triglicerídeos, glicemia, pressão arterial sistólica e diastólica, HDL-c, bem como o estado nutricional, autoavaliação da saúde para um acompanhamento das variáveis associadas ao ABD na siderurgia.

Dentro do aspecto individual, aparecem os critérios de (SM) que consistem em um conjunto de fatores de risco cardiovasculares, identificados por meio de hipertensão arterial, obesidade abdominal, aumento dos triglicerídeos, diminuição das lipoproteínas de alta densidade (HDL-c) e intolerância à glicose/diabetes tipo 2, os quais são encontrados, frequentemente, em pessoas com patologias cardiovasculares. Contudo, há um grande interesse em estudar os fatores de risco para as doenças cardiovasculares, e consequentemente, a SM, que representa, na atualidade, a anormalidade metabólica mais comum em cardiopatas (Brazilian Guidelines on Diagnosis and Treatment of Metabolic Syndrome, 2005).

O desenvolvimento (SM) em determinado indivíduo depende, dessa forma, de uma complexa interação entre a predisposição genética e fatores ligados ao estilo de vida, como padrão dietético, sedentarismo e obesidade, o que caracteriza a natureza multifatorial desta síndrome (Salaroli, 2007; Da Cunha; Pereira; De Aquino, 2016).

Pesquisas mostram que além do estado nutricional, as condições de saúde são de interesse dos órgãos governamentais, responsáveis pelos benefícios de compensação salarial durante o afastamento a longo prazo e das próprias empresas empregadoras e não somente do colaborador e dos profissionais de saúde (Bertoluci; Moreira; Faludi, 2017).

O absenteísmo decorrente de doenças e agravos à saúde demonstra não apenas a existência de problemas de saúde, mas também a sua gravidade. Fatores de risco para doenças crônicas, como hábito de fumar, excesso de consumo de bebidas alcoólicas, sobrepeso, obesidade, autoavaliação da saúde ruim e estresse, estão relacionados às faltas ao trabalho decorrente de doenças e agravos à saúde, exercendo influência direta sobre a capacidade de trabalho do indivíduo (Da Cunha; Pereira; De Aquino, 2016).

Em relação à autoavaliação do estado de saúde, sabemos que é um indicador subjetivo que se baseia na percepção do indivíduo sobre o próprio estado de saúde, abrangendo componentes de interesses pessoais, como emocional, físico, aspectos do bem-estar geral e satisfação com a própria vida (Monteiro *et al.*, 2018; Theme *et al.*, 2015).

A utilização desse indicador é cada vez mais frequente em estudos epidemiológicos, uma vez que é de fácil aplicação; pode ser utilizado de forma individual ou para populações; apresenta boa relação como preditor de morbidade entre os subgrupos populacionais, comparando a necessidade por serviços públicos de saúde; para mortalidade e de condições clínicas (Manczuk *et al.*, 2016).

Estudos demostraram boa relação entre a autoavaliação com as avaliações médicas, podendo ser usado como prognóstico para problemas de saúde (Mavaddat *et al.*, 2014), uma vez que a percepção negativa induz à procura pelos serviços de saúde (Jarczok *et al.*, 2015).

Ainda, segundo Höfelmann e Blank (2008), a autoavaliação da saúde é um importante preditor de morbimortalidade, e grande parte de seus efeitos é influenciada por doenças crônicas e/ou sintomas. Os autores estudaram 482 trabalhadores de uma indústria metalúrgica de Santa Catarina, a fim de identificar os fatores que confundiam a associação entre doenças crônicas e/ou sintomas e autoavaliação de saúde entre colaboradores. O estudo encontrou o maior percentual (68,3%) nos operadores de máquinas industriais.

Sabemos agora que absenteísmo é a ausência do colaborador, previamente atribuído às suas funções, devido às suas decisões pessoais ou porque seu mau estado de saúde o impede. Esse último pode estar relacionado à doença ou lesão acidental (Baydoun; Daouk-Öyry, 2016).

A Organização Mundial da Saúde (OMS, 2017) recomenda a utilização da autoavaliação da saúde, em razão de possibilitar avaliar a efetividade de políticas públicas, ações e serviços de saúde, podendo ser incorporada ao sistema de vigilância à saúde por sua relativa facilidade operacional.

Embora largamente utilizada em estudos de base populacional, tanto da população em geral (Manczuk *et al.*, 2016; Jarczok *et al.*, 2015) quanto de grupos de trabalhadores específicos (Theme *et al.*, 2013; Milner *et al.*, 2017), estudos sobre a autoavaliação da saúde em colaboradores da indústria siderúrgica ainda são escassos.

Nos países industrializados, os custos associados à incapacidade laborativa são considerados problema social de primeira grandeza (International Social Security Association, 2002). O ABD, no trabalho, traz prejuízos para as empresas, que sofrem a perda da produtividade e, consequentemente, para os colaboradores, os quais, em muitos casos, sofrem com a perda da autoestima e de sua identidade social e, claro, para o Estado, com o aumento da despesa com os sistemas de seguridade social (Rabarison *et al.*, 2017).

Portanto, ações preventivas e informativas são necessárias para ensinar comportamentos de saúde e estilo de vida mais saudáveis, além de monitorar continuamente a prevalência de fatores de risco. Por meio do controle promovido por um Programa de Gerenciamento de Doenças Crônicas, é possível melhorar a qualidade de vida dos colaboradores, a produtividade, a educação no uso dos serviços de saúde e a redução das despesas da organização, tornando-se um benefício para todos os seguimentos produtivos da sociedade (Barreto, 2012).

Da mesma forma, as ações devem ser tomadas nos ambientes laborais para lidar com problemas crônicos ou casos de alto custo, monitorando e gerenciando o tratamento, fazendo o levantamento do perfil epidemiológico da população da empresa, atuando na promoção e prevenção nas diversas necessidades dos trabalhadores da indústria (Gomero *et al.*, 2018; Losina *et al.*, 2017).

No que tange à avaliação da atividade física, não foram observadas diferenças entre a prevalência de absenteísmo no trabalho estimada entre as duas categorias de intensidade de atividade física estudada (vigoroso/moderado versus leve). A atividade física leve foi negativamente associada ao absenteísmo, apenas quando acompanhado pelo consumo de uma dieta de alta qualidade nutricional (Fitzgerald *et al.*, 2016).

É importante destacar o comprovado impacto dos programas de estilo de vida e trabalho saudável, de aplicação imediata, nos termos de uma redução sustentada no peso corporal do trabalhador e certos fatores de risco cardiovascular (Dallam; Foust, 2013; Daubert *et al.*, 2012; Kramer, 2015).

Consequentemente, há relatos indicando que, com a implantação de programas de promoção à saúde do trabalhador e bem--estar, a ocorrência de absenteísmo é reduzida e a produtividade da empresa é aumentada (Rabarison *et al.*, 2017).

Após essa revisão da literatura sobre os fatores associados ao ABD, observamos que, ao mudar comportamentos como tabagismo, consumo excessivo de álcool, estilo de vida sedentário, dieta inadequada, doenças crônicas não transmissíveis como hipertensão, dislipidemia, doença cardiovascular, ocorrerá impacto na redução de fatores de risco.

O intuito é auxiliar os profissionais de diferentes áreas (Medicina do Trabalho, Recursos Humano, Psicologia, Educação Física, Nutrição) na tomada de decisões após a avaliação da associação das características sociodemográficas, estilo de vida, características laborais, condição clínica, autoavaliação do estado de saúde e o estado nutricional com o ABD. Por conseguinte, haverá contribuição para intervenções e modificações marcantes na vida dos colaboradores e das empresas, em particular da indústria siderúrgica capixaba, sendo um dos subsídios para elaboração de estratégias eficientes no ambiente laboral.

CAPÍTULO 3

MINHAS INVESTIGAÇÕES NAS EMPRESAS

Os achados a seguir foram frutos das minhas pesquisas mais recentes sobre "Absenteísmo e fatores associados em uma siderúrgica no Espirito Santo/Brasil", após 16 anos de experiência observacional que motivou sair do campo empírico para uma intervenção mais analítica e científica dos fatos.

Convido-os a compreender um pouco sobre os achados, em que procurei apresentar na forma de infográficos para melhor visualização dos achados.

3.1 Estudo 1

Fatores associados ao absenteísmo por doença em trabalhadores de uma siderúrgica em Vitória, Espírito Santo/Brasil

Figura 3 – Infográfico dos fatores associados ao absenteísmo por doença

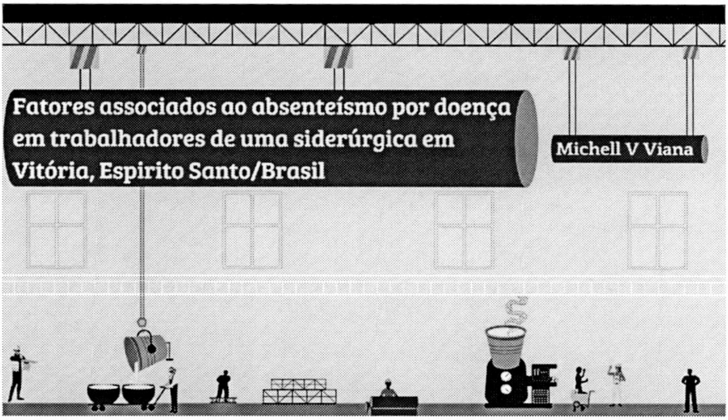

Fonte: o autor (2023)

Objetivo: Avaliar as características sociodemográficas, laborais, estilo de vida e condição de saúde associados ao absenteísmo por doença (ABD) de uma siderúrgica em Vitória, Espírito Santo/Brasil.

Modelo de Estudo 1

Trata-se de uma investigação observacional, analítica e transversal, em que variáveis independentes ou fatores influenciadores, características sociodemográficas (faixa etária, raça/cor, situação marital, escolaridade e faixa salarial), estilo de vida (tabagismo, consumo de bebidas alcóolicas e inatividade física), características laborais (setor e horas trabalhadas) e condições clínicas, critério para síndrome metabólica (SM), Perímetro de Cintura (PC), Triglicerídeos (TG), Glicemia (GL), Pressão arterial sistólica (PAS), Pressão arterial diastólica (PAD), *High Density Lipoprotein cholesterol* – lipoproteína de alta densidade (HDL-c), estado nutricional, autoavaliação da saúde, associaram-se com a variável dependente – desfecho (absenteísmo) (Thomas *et al.*, 2005), conforme Figura 4 a seguir.

Figura 4 – Infográfico as variáveis independentes ou fatores influenciadores

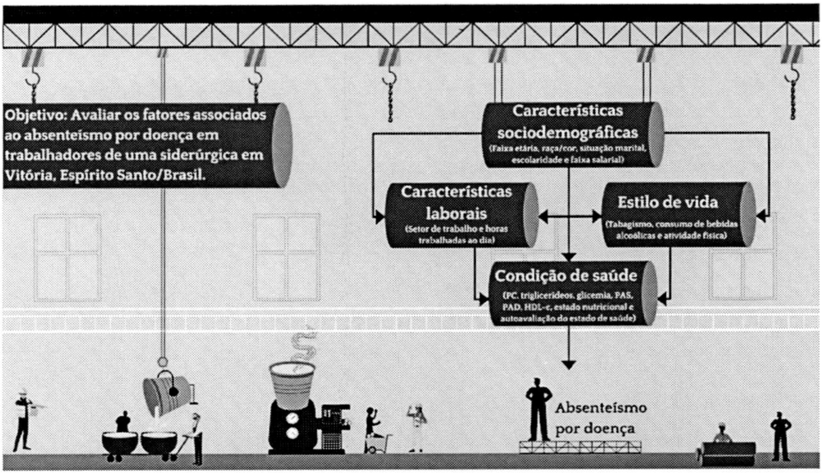

Fonte: o autor (2023)

A Figura 4 acima, apresenta o Modelo do estudo e possíveis associações entre as variáveis independentes, sociodemográfica (faixa etária, raça/cor, situação marital, escolaridade e faixa salarial), estilo de vida (tabagismo, álcool, inatividade física), características laboral (setor, hora de trabalho/dia), condição clínica – critério de síndrome metabólica (SM) – (PC), (TG), (GL), (PAS), (PAD), (HDL-c), estado nutricional, autoavaliação da saúde e a variável dependente (absenteísmo).

Resultados

Figura 5 – Infográfico apresentando os resultados descritivos do estudo 1

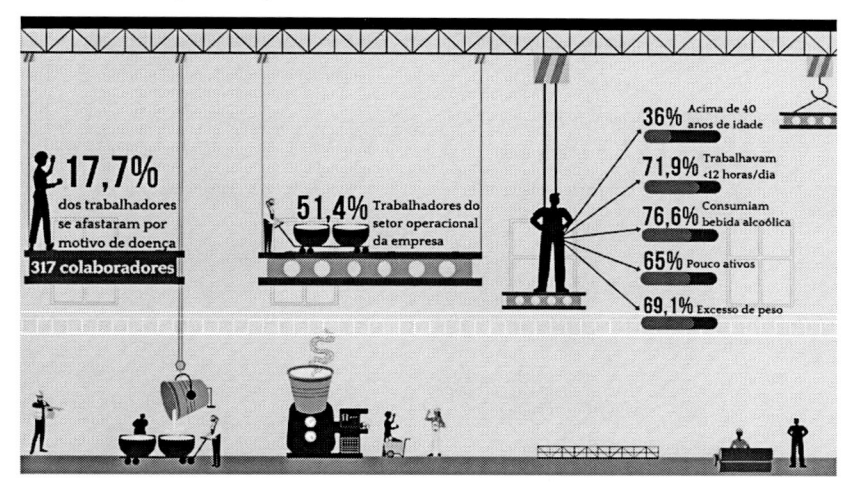

Fonte: o autor (2023)

A partir dos estudos realizados constatou-se que do total de 317 colaboradores do estudo, a raça/cor predominantemente foi a branca 72,9% (n=231). Viviam maritalmente 54,0% (n=171) desses homens, 36,0% (n=114) tinham mais de 40 anos de idade. Além disso, 84,5% (n=268) possuíam 11 anos ou mais de estudo, com faixa salarial predominante de 5 a 7 salários mínimos 45,1%, (n=268). Um pouco mais da metade trabalhava no setor operacional da empresa 51,4% (n=163). Ademais, 71,9% (n=228) trabalhava menos de 12 horas/dia.

Em relação aos hábitos de vida, 85,4% (n=270) relataram não ser fumantes e apenas 23,3% (n=74) não consumiam bebidas alcóolicas, além de terem sido considerados pouco ativos 65,0% (n=206). Apresentaram valores inadequados 15,8% (n=50) para triglicerídeos, 3,2% (n=10) para glicemia; 5,4% (n=17) para PAS; 6,9% (n=22) para PAD e 12,3% (n=39) para o HDL-c. A pressão arterial elevada esteve presente em 8,8% (n=28) desses funcionários, 69,1% (n=219) apresentavam excesso de peso e 35,7% (n=113) classificaram sua saúde como regular ou ruim. Ademais, no período analisado, 17,7% (n=56) deles apresentaram afastamento por doença.

De forma semelhante, os siderúrgicos considerados pouco ativos apresentaram maior absenteísmo (*P*<0,001), assim como aqueles que se autoavaliaram com um estado de saúde regular ou ruim (*P*<0,001).

Figura 6 – Infográfico apresentando a regressão logística binária para análise múltipla do absenteísmo em siderúrgicos e seus fatores associados

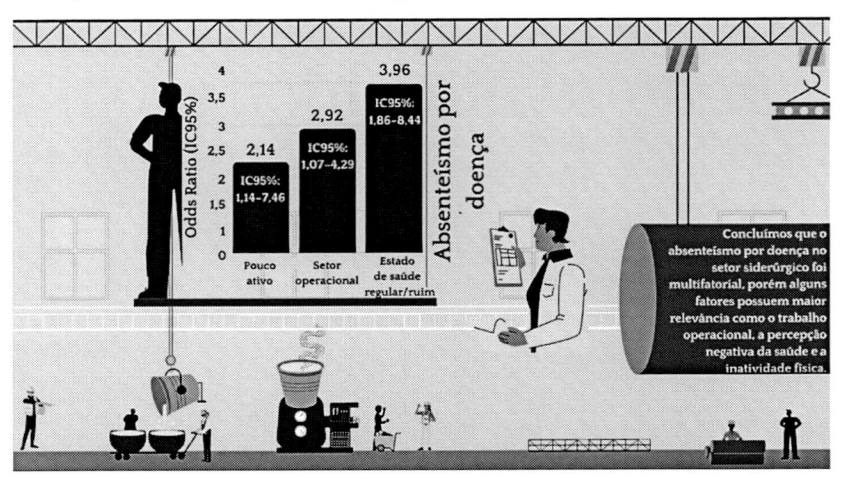

Regressão logística binária. Modelo múltiplo com as variáveis de p<0,2 nas análises binárias. Inclusão de variáveis pelo método Enter. Teste de Hosmer e Lemeshow = 0,274. Legenda: OR: odds ratio (razão de chances); $IC_{95\%}$: intervalo de confiança de 95%; HDL-c: *High Density Lipoprotein cholesterol* (lipoproteína de alta densidade).
Fonte: o autor (2023)

Após as análises múltiplas, permaneceram associados ao maior absenteísmo trabalhar no setor operacional, ser pouco ativo e autoavaliar negativamente a saúde (Figura 6). Os siderúrgicos que trabalhavam no setor operacional apresentaram quase quatro vezes mais chances de se afastar por doença (OR 3,96, IC95% 1,86 – 8,44, P<0,001). Da mesma forma, os indivíduos pouco ativos tiveram quase o triplo de chances de se abster do trabalho (OR 2,92, IC95% 1,14 – 7,46, P=0,025), e os que se autoavaliaram como tendo um estado de saúde regular ou ruim, apresentaram mais que o dobro de chances de absenteísmo por doença no período analisado (OR 2,14, IC95% 1,07 – 4,29, P=0,032).

3.2 Estudo 2

Infográfico apresentado as características sociodemográfi-cas, laborais, estilo de vida e estado nutricional associados à baixa concentração de HDL-c de siderúrgicos.

Figura 7 – Infográfico apresentando o objetivo do estudo

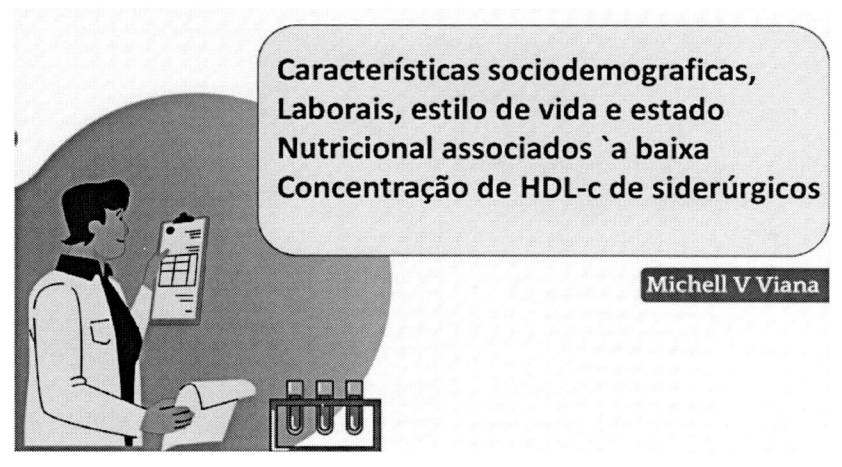

Fonte: o autor (2023)

Objetivo: Avaliar características sociodemográficas, características laborais, estilo de vida e estado nutricional associados aos níveis de HDL colesterol em siderúrgicos em Vitória, Espírito Santo/Brasil.

Modelo de Estudo 2

Trata-se de um estudo observacional, analítico e transversal que teve por objetivo avaliar a associação entre variáveis independentes (características sociodemográficas, laborais, estilo de vida e estado nutricional) e o HDL-c de trabalhadores siderúrgicos (Figura 8).

Figura 8 – Infográfico apresentando o modelo de análise das possíveis relações entre variáveis socioeconômicas e demográficas, estilo de vida, característica do trabalho e condição de saúde e HDL-c de siderúrgicos – Vitória/ES, 2011-2012

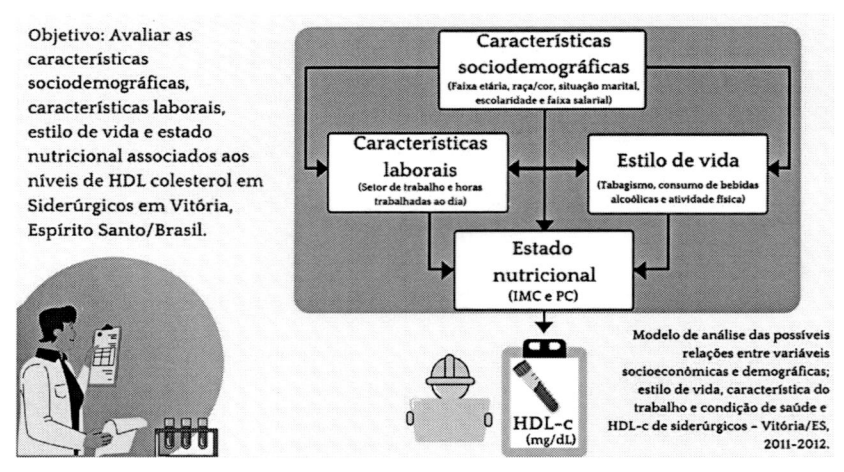

IMC: Índice de Massa corporal; PC: Perímetro de cintura; HDL-c: *High Density Lipoprotein cholesterol*
Fonte: o autor (2023)

Resultados

Do total de 317 colaboradores que participaram do estudo, 80,5% (n=231) se autodeclaram brancos, 54% (n=171) viviam maritalmente e 36% (n=114) tinham mais de 40 anos de idade. Ainda, 84,5% (n=268) possuíam 11 anos ou mais de estudo, com faixa salarial predominante de 5 a 7 salários-mínimos (45,1%, n=268). Os avaliados declararam trabalhar no setor operacional da empresa (51,4%, n=163), sendo que 71,9% (n=228) trabalhavam menos de 12 horas/dia. Em relação aos hábitos de vida, 85,4% (n=270) relataram ser não fumantes, e 76,7% (n=243) consomem bebidas alcóolicas. Foram considerados insuficientemente ativos 65,0% (n=206) desses siderúrgicos, sendo a prevalência o excesso de peso em 70% (69,1%, n=219) dos colaboradores, com 31,9% (n=113) perímetro de cintura (PC) elevado. Ademais, 12,3% (n=39) apresentaram valores abaixo de HDL-c <40, conforme (Figura 9).

Figura 9 – Infográfico apresentando os resultados descritivos do estudo 2

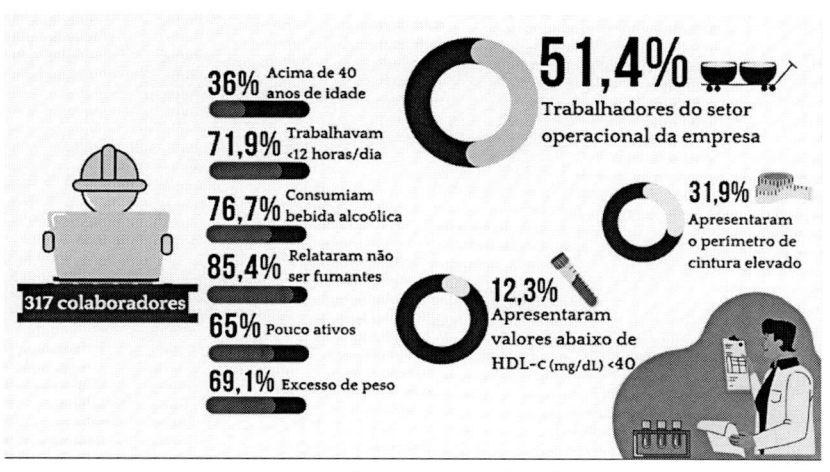

N = 317. [1] N = 316. [2] N = 313. Legenda: n: número de indivíduos; %: porcentagem; IMC: Índice de Massa Corporal; PC: Perímetro da Cintura; HDL-c: *High Density Lipoprotein cholesterol* (lipoproteína de alta densidade). *Amarelos ou indígenas não considerados (n=30); ** Faixa salarial em 2011: R$ 545,00.
Fonte: o autor (2023)

Ao avaliar a associação entre o HDL-c com as variáveis socio-demográficas, laborais, estilo de vida e estado nutricional de siderúrgicos, identificou-se que indivíduos de faixa etária, especialmente acima dos 40 anos, apresentavam mais HDL-c baixo ($p<0,001$). Da mesma forma, foi associado ao HDL-c baixo trabalhar menos de 12 horas ao dia ($p=0,034$), assim como ser insuficientemente ativo *(p=0,019)* e ter PC elevado *(p=0,026)* ou mais alto *(p=0,003)*.

Após as análises múltiplas (Figura 10), identificou-se que com o aumento da idade, há relação aumentada de mais de uma vez de chance em HDL-c abaixo (OR 1,11, IC$_{95\%}$ 1,06 – 1,15, $p<0,001$), enquanto trabalhar 12 horas ou mais aumenta em 26% a chances de ter HDL-c abaixo do recomendado (OR 0,26, IC$_{95\%}$ 0,08 – 0,81, $P=0,020$). Ao avaliar os hábitos de vida, constatou-se que os colaboradores insuficientemente ativos apresentaram 3,52 vezes mais chances de HDL-c abaixo do recomendado (OR 3,52, IC$_{95\%}$ 1,40 – 8,89, *p=0,008*).

Figura 10 – Infográfico apresentando a análise de regressão logística entre as variáveis associadas ao HDL-c baixo de siderúrgicos, Vitória – ES/Brasil (2011 a 2012)

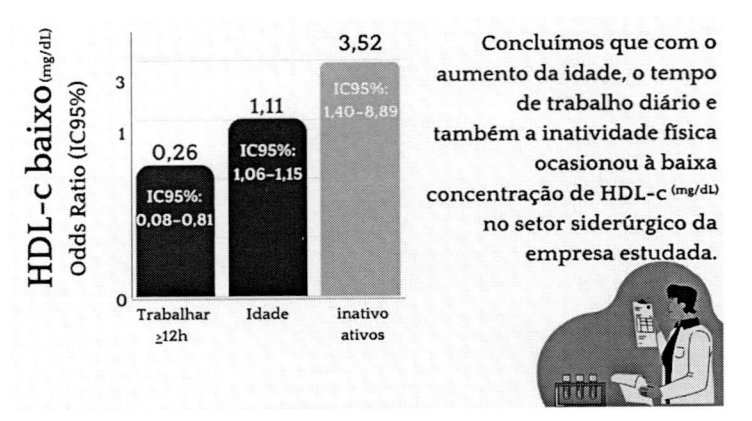

Regressão logística binária. * Modelo múltiplo com as variáveis de p<0,2 nas análises binárias. Inclusão de variáveis pelo método Enter. Teste de Hosmer e Lemeshow = 0,608. Legenda: OR: odds ratio (razão de chances); IC$_{95\%}$: intervalo de confiança de 95%; PC: Perímetro da Cintura; HDL-c: *High Density Lipoprotein cholesterol* (lipoproteína de alta densidade).
Fonte: o autor (2023)

3.3 Estudo 3

Autoavaliação do estado de saúde e estilo de vida associados ao absenteísmo em siderúrgicos.

Figura 11 – Infográfico apresentando o objetivo do estudo

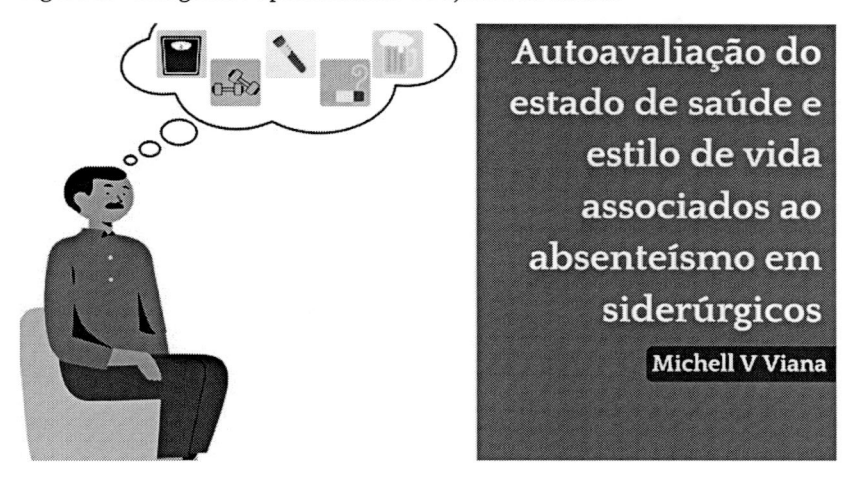

Fonte: o autor (2023)

Objetivo: Examinar a autoavaliação do estado de saúde e estilo de vida associados ao absenteísmo em siderúrgicos.

Modelo de Estudo 3

Trata-se de um estudo observacional, analítico e transversal que teve por objetivo avaliar a associação entre variáveis independentes (características sociodemográficas, laborais, estilo de vida e estado nutricional) e a autoavaliação do estado de saúde de trabalhadores siderúrgicos (Figura 12).

Figura 12 – Infográfico apresentando o modelo de análise do estudo 3[*]

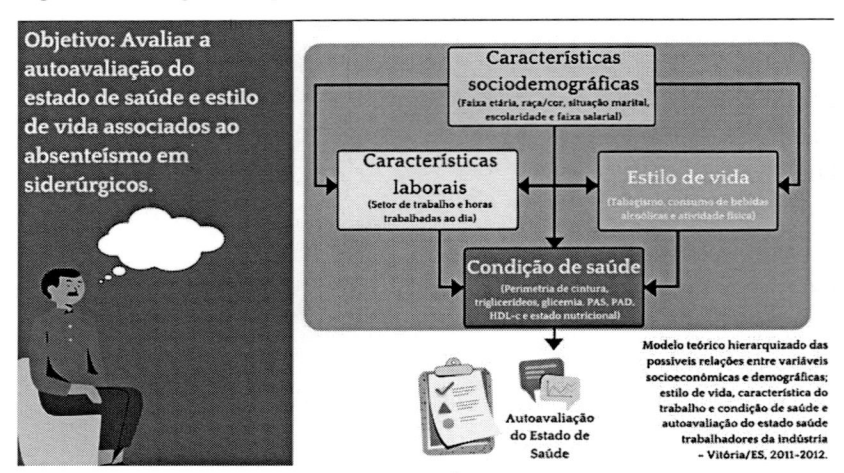

[*]Modelo teórico hierarquizado das possíveis relações entre variáveis socioeconômicas e demográficas, estilo de vida, característica do trabalho e condição de saúde e autoavaliação do estado saúde trabalhadores da indústria – Vitória/ES, 2011-2012.

Fonte: o autor (2023)

Resultados

Do total de 420 colaboradores que participaram do estudo, foram elegíveis os dados de 317 indivíduos, pois atenderam aos critérios de inclusão e exclusão. Desse total, indivíduos com faixa etária de 31 a 40 anos, 42,3% (n=19) se autoavaliaram ruim/muito ruim. Em relação à raça/cor, os indivíduos brancos se autoavaliaram ruim/muito ruim. Em relação à raça/cor, 76,1% (n=35) dos indivíduos brancos autoavaliaram-se de forma ruim/muito ruim 23,9% (n=11). Dos indivíduos que não vivem maritalmente, 52,2% (n=24) se autoavaliam de forma ruim/muito ruim. A escolaridade acima de 11 anos apresentou uma autoavaliação ruim/muito ruim em 89,1% (n=41) dos indivíduos. No que compete à faixa salarial, autoavaliam-se ruim/muito ruim na porcentagem de 47,8 (n=22) em relação aos que receberam entre 5 a 7 salários.

Além disso, os resultados iniciais revelam que o setor operacional é o que possuiu uma autoavaliação do estado de saúde ruim/muito ruim de 52,2% (n=24) colaboradores. Em relação ao setor de trabalho, observamos que trabalhadores com carga horária diária abaixo de 12 horas autoavaliaram-se com o estado de saúde ruim/muito ruim em 76,1% (n=35).

Quando analisado o estilo de vida, observamos que indivíduos que não fumantes apresentaram uma autoavaliação do estado de muito boa/boa/regular 96,3% (n=232). Já em relação ao consumo de álcool, os que consumistas apresentaram uma autoavaliação do estado de saúde ruim/muito ruim em 80,4% (n=37) dos colaboradores. Ao analisar a atividade física, indivíduos pouco ativos apresentaram uma autoavaliação do estado de saúde ruim/ muito ruim 95,7% (n=44). Os Indivíduos com sobrepeso/obeso autoavaliaram-se como ruim/muito ruim em 69,6% (n=32) em relação aos eutróficos/baixo peso 30,4 (n=14).

Ao apresentar os resultados da autoavaliação do estado de saúde, colaboradores com perímetro de cintura adequado autoavaliaram-se muito bom/bom/regular em 66,4% (n=180). Assim também aconteceu na autoavaliação do estado de saúde muito bom/bom/ regular para glicemia adequada 96,3% (n=261), pressão arterial sistólica adequada 94,8 (n=257), pressão arterial diastólica adequada 92,6% (n=251) e HDL-c adequado 88,9% (n=241) dos colaboradores.

Figura 13 – Infográfico apresentando os resultados descritivos do estudo 3

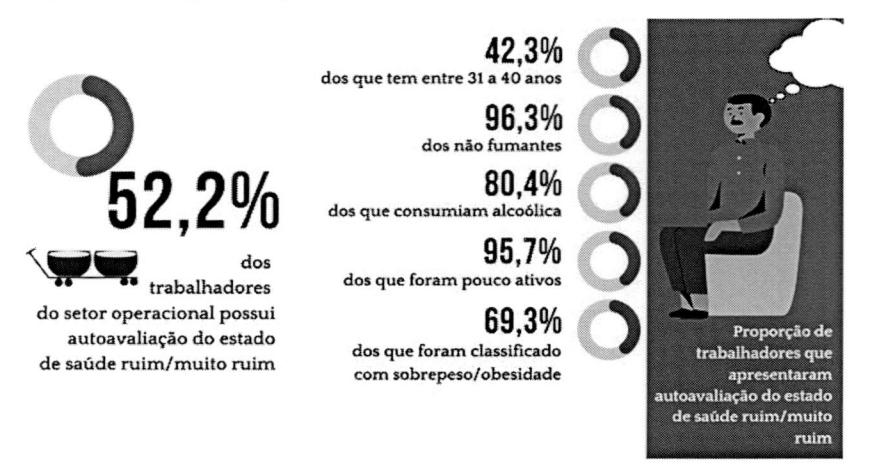

Fonte: o autor (2023)

Na análise univariada, em relação às características socio-demográficas (Figura 14, apenas a variável atividade física pouco ativo, perímetro de cintura adequado e HDL-c alto apresentaram significativamente associada à autoavaliação do estado de saúde (p<0,001), (p= 0,126) e (p= 0,141), respectivamente.

Após as análises múltiplas (Figura 13), identificou-se que indivíduos pouco ativos têm uma relação aumentada de mais de 14 vezes de chance em se autoavaliarem de ruim/muito ruim (OR 14,13, $IC_{95\%}$ 3,34 - 59,74, p<0,001), enquanto perimetria elevada aumenta em mais de 50% as chances de se autoavaliarem ruim/muito ruim (OR 0,504, $IC_{95\%}$ 0,23-1,10, p=0,087). Ao avaliar o estado de saúde, constatou-se que os colaboradores com HDL-c baixo apresentaram mais de uma vez a chance de se autoavaliarem ruim/muito ruim (OR 1,47, $IC_{95\%}$ 0,731-4,178), p=0,210).

Figura 14 – Análise de regressão logística entre as variáveis associadas à autoavaliação do estado de saúde ruim/muito ruim de siderúrgicos, Vitória – ES/ Brasil (2011 a 2012)

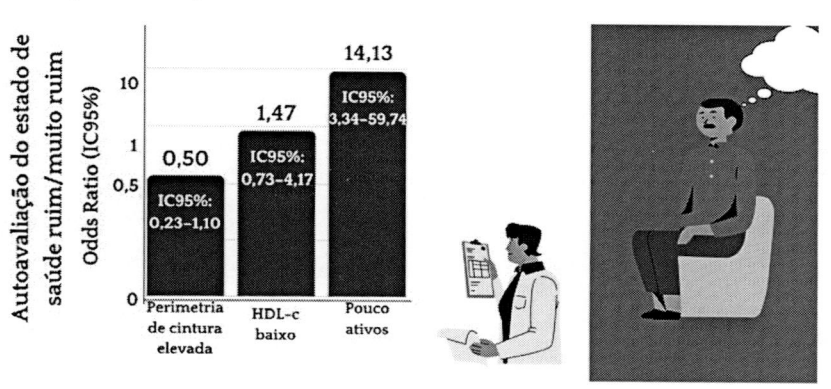

Regressão logística binária. * Modelo múltiplo com as variáveis de p<0,2 nas análises binárias. Inclusão de variáveis pelo método Enter. Teste de Hosmer e Lemeshow = 0,608. Legenda: OR: odds ratio (razão de chances); $IC_{95\%}$: intervalo de confiança de 95%; PC: Perímetro da Cintura; HDL-c: *High Density Lipoprotein cholesterol* (lipoproteína de alta densidade).
Fonte: o autor (2023)

DISCUSSÃO

Ao analisarmos o estudo 1, o absenteísmo por doenças, nesses siderúrgicos, foi associado ao trabalho no setor operacional ser pouco ativo e autoavaliar a saúde negativamente. A condição dos relacionamentos familiares, administrativos, financeiros e no setor de trabalho são fatores que influenciaram o absenteísmo por doença, principalmente em determinados setores, como é o caso do setor operacional, identificado também em outros estudos (Viana *et al.*, 2018; Baydoun; Dumit; Daouk-Öyry, 2016).

As causas do absenteísmo podem variar de acordo com as diferentes ocupações do trabalho, associando-se, ainda, aos hábitos de vida (Da Silva *et al.*, 2019), assim como trabalho em turnos extremos, estresse, distúrbios do sono (Andrade *et al.*, 2017), conflitos laborais, risco de contaminação, lesões (Lopes *et al.*, 2017; Abep, 2013; Corrêa; Oliveira, 2020; Oenning; Carvalho; Lima, 2012) e desordens mentais (Corrêa; Oliveira, 2020; Santana *et al.*, 2016). Tais fatores podem acometer diversas classes de trabalhadores de forma diferente, podendo ou não estar presentes no setor siderúrgico, o que gera a necessidade de análises mais profundas em cada campo de trabalho (Oenning; Carvalho; Lima, 2012).

Nesse contexto, as condições laborais podem levar ao desgaste físico e mental, reduzindo o potencial dos funcionários e a produtividade da empresa, aumentando, assim, o custo efetividade-profissional (Viana *et al.*, 2018; Ferraz *et al.*, 2018; Baydoun; Dumit; Daouk-Öyry, 2016). Dessa forma, o absenteísmo leva a impactos econômicos em diversos setores da economia, da saúde e da seguridade social (Viana *et al.*, 2018; Fuzinatto; Nascimento; Dalbosco, 2017) indicando a importância de se traçar estratégias e ações de valorização dos profissionais, além da melhora na relação entre os grupos de trabalho e monitorização da satisfação dos colaboradores, promovendo um estilo de vida saudável (Flores *et al.*, 2016).

Ferraz *et al.* (2018) observaram que um bom condicionamento físico se relacionou ao menor índice absenteísmo de policiais militares. Assim, a atividade física realizada com controle de carga e prescrita com base nos resultados dos testes de aptidão física pode ajudar os trabalhadores (Viana *et al.*, 2018; Ferraz *et al.*, 2018), tanto em relação ao controle e às relações no trabalho, quanto à satisfação global e qualidade de vida (Fang; Huang; Hsu, 2019).

Dessa forma, estimular a prática de atividade física, pautada por um processo planejado, replicável e sustentável, pode garantir a promoção, participação e autonomia dos indivíduos (Benedetti *et al.*, 2020). A oferta na empresa de um programa de exercícios físicos sistemático, associado a um programa de controle nutricional e hábitos saudáveis, pode ser uma saída para redução de custos com o absenteísmo.

Abster-se do trabalho foi associado à má percepção dos siderúrgicos quanto à sua saúde. A autoavaliação de saúde é um marcador que extrapola o significado estrito de saúde e reflete não apenas na exposição às doenças, mas também na percepção do indivíduo. Uma autoavaliação de saúde negativa associa-se às condições socioeconômicas, psicossociais, de situação de saúde e de estilo de vida de trabalhadores da indústria (Höfelmann; Blank, 2008). Dessa forma, uma maior frequência de autoavaliação negativa de saúde foi constatada em trabalhadores da área da saúde, onde 38% haviam faltado ao trabalho por motivo de doença (Barbosa *et al.*, 2020). Ainda, experimentar sentimentos negativos em relação à vida também refletiu em maiores prevalências de absenteísmo no trabalho mesmo com limitações físicas ou psíquicas em trabalhadores da indústria na Bahia/Brasil (Pie *et al.*, 2020).

Já no estudo 2, observamos, nos estudos de Anderson *et al.* (2016), que os fatores sociodemográficos representam 75% dos determinantes em saúde, enquanto os fatores genéticos, biológicos e comportamentais contribuem, em conjunto, com cerca de 25% desses determinantes. Assim, compreender como esses fatores estão associados a doenças crônicas, tais como as dislipidemias, pode auxiliar no estudo do processo saúde-doença em populações.

Nesse sentido, discute-se as alterações dos lipídios séricos com o aumento da idade. É visto que níveis flutuantes dos lipídios séricos ocorreram com o envelhecimento (Hang; Zhongjie; Wei, 2020). A OMS prospecta que os níveis de HDL-c aumentam entre 18 e 33 anos de idade, estabilizaram aos 34 a 56 anos de idade e reduzem acima de 57 anos de idade em homens. No entanto, não foi possível encontrar consistência nos os relatórios existentes (Brito *et al.*, 2018). Tal dado está em consonância com o encontrado no presente estudo, visto que quanto maior a idade dos trabalhadores, maior foi a inadequação do HDL-c.

Dos trabalhadores siderúrgicos aqui avaliados, 12,3% apresentaram HDL-c baixo, importante fator de risco cardiovascular. Santos e Chiachio (2020) identificaram que trabalhadores da indústria apresentaram maiores níveis de HDL-c. Entretanto outro estudo, também conduzido em siderúrgicos, demonstrou resultados inconsistentes quanto ao impacto do trabalho em turnos no HDL-c (Patterson *et al.*, 2018). Nos nossos achados, o setor de trabalho também não permaneceu como um fator associado ao menor HDL-c, após as análises múltiplas. Porém, os siderúrgicos que tinham carga horária de trabalho maior apresentaram inadequação nos níveis de HDL-c, provavelmente pelo *proxy* com a atividade física. Da mesma forma, indivíduos inativos apresentaram o triplo de chances de terem níveis baixos de HDL-c, quando comparado aos trabalhadores fisicamente ativos.

Nesse cenário, a associação do sedentarismo com a inadequação do HDL-c e afirma que a baixa prática de atividade física é um dos fatores de risco modificáveis para as doenças crônicas não transmissíveis (Ispah, 2017), uma vez que os principais determinantes associados à saúde são multidimensionais, englobando os domínios biológicos; ambientais (físico, social e econômico); de cuidados em saúde; e os comportamentais, em que o estilo de vida e a prática de atividade física encontram-se (Malachias *et al.*, 2016; Carrapato; Correia; Garcia, 2017).

A inatividade física é um dos 10 principais fatores de risco na mortalidade global, causando cerca de 3,2 milhões de mortes a cada ano (Guthold *et al.*, 2018). Sendo assim, a inatividade física se apresenta como um dos maiores problemas de saúde pública, por estar relacionada ao desenvolvimento de doenças cardiovasculares, assim como à mortalidade por essas doenças (O'Donovan *et al.*, 2017; Ding, 2018; Stamatakis *et al.*, 2019).

Por outro lado, o incremento da atividade física, pelo menos 150 minutos semanais de intensidade moderada ou 75 minutos de intensidade alta, relaciona-se com ganho de saúde e melhora perfil lipídico (Pharr *et al.*, 2018; Patterson *et al.*, 2018; Who, 2020), assim como maior expectativa de vida (Stamatakis *et al.*, 2019). As modificações séricas de HDL-c, associadas à atividade física, são atribuídas, principalmente, à regulação hepática das lipoproteínas e subfrações de HDL-c (Catapano *et al.*, 2016).

Como limitações deste estudo, destacam-se o deslocamento dos colaboradores para chegar aos locais da palestra, a entrada na siderúrgica devido a locais de risco de acidente, o tempo para treinamento de saúde e segurança da equipe para coleta dos formulários, as mudanças ocorridas nos horários das palestras devido paradas de manutenção na siderúrgica, o número de colaboradores participantes e a amostra por coveniência. As vantagens que se destacam são: os exames bioqumícos realizados no próprio departamento de saúde da siderúrgica, o pré-agendamento das coletas que nos permitiu a infraestrutura das salas utilizadas para as avaliações, o tempo concedido por cada gerente de áreas e a participação voluntária. Apesar da limitação no número de colaboradores participantes, foi possível realizar todas as etapas previstas para elaboração deste trabalho.

Ainda, no estudo 3, apesar da influência positiva da atividade física sobre a saúde (Who, 2020), verificou-se que a maior parte dos siderúrgicos não destina tempo suficiente para a prática de atividade física, uma vez que, nessa pesquisa, mais da metade dos entrevistados foram considerados insuficientemente ativos.

Os resultados também demonstraram que a inatividade física foi associada à pior autoavaliação de saúde. Tais resultados reforçam as evidências de que os indivíduos que mantêm um estilo de vida mais saudável tendem a autoavaliar melhor seu estado de saúde, quando comparados com aqueles que não o fazem (Silva; Barreto 2012; Höfelmann; Blank, 2007; Darviri *et al.*, 2011).

Corroborando com os resultados encontrados, ficaram bem consolidados na literatura que o excesso de peso e o aumento do perímetro de cintura aumentam as chances de uma autoavaliação de saúde ruim (Proper *et al.*, 2003). A obesidade, além de aumentar o risco para outras doenças crônicas, pode causar baixa autoestima, além de incapacidade funcional, problemas psicológicos e de interação social (Cabrera; Jacob, 2001). Essas condições podem ter impactado negativamente na forma como os siderúrgicos, com excesso de peso, perceberam sua saúde.

Cabe ressaltar que a relação entre autoavaliação de saúde e doenças crônicas pode ser explicada pelo fato de que, apesar de ter sido descrita na literatura a existência de muitos determinantes fisiológicos e psicossociais nessa autoavaliação, a dimensão física parece exercer maior influência sobre essa variável (Barros, 2005).

Os resultados desse estudo devem ser interpretados dentro do contexto de suas limitações. Entre elas, destaca-se o desenho metodológico que não permite fazer inferências causais ou temporais sobre associações encontradas. Além disso, algumas medidas foram baseadas em autorrelato e, portanto, podem estar sujeitas a viés de memória, suspeição diagnóstica e respostas socialmente desejáveis.

Por fim, considera-se que trabalhadores afastados das atividades laborais por motivos médicos não participaram da investigação, fato que pode ter subestimado a prevalência de autoavaliação negativa do estado de saúde e interferido na magnitude das associações encontradas (Silva; Barreto, 2012).

A análise das multimorbidades e seu impacto na autoavaliação da saúde destaca a complexidade das condições de saúde e suas repercussões no estilo de vida. A evidência de que indivíduos com várias doenças crônicas apresentam maior propensão a avaliações negativas de saúde é alarmante e reforça a necessidade de intervenções direcionadas (Nützel *et al.*, 2014).

O estudo de Barros *et al.*, (2005) sublinha a gravidade desse fenômeno, especialmente entre homens e mulheres, e ressalta a relevância de abordar as doenças crônicas em políticas de saúde pública. No entanto, é essencial considerar as limitações dos estudos. A ausência de inferências causais, o viés potencial nas respostas e a exclusão de trabalhadores afastados devido a problemas de saúde podem realmente afetar a interpretação dos dados.

Esses fatores devem ser levados em conta ao formular estratégias de intervenção e ao buscar um entendimento mais profundo da relação entre saúde física, saúde mental e a percepção que os indivíduos têm de sua própria saúde. A pesquisa futura poderia focar em métodos que permitam um desenho mais robusto e representativo, além de considerar variáveis sociais e psicológicas que influenciam a autoavaliação da saúde.

CAPÍTULO 4

NOVAS TENDÊNCIAS DE INTERVENÇÃO COM A ATIVIDADE FÍSICA NO SÉCULO XXI

4.1 Tempo sentado e impacto na saúde

Uma proporção significativa da população pratica altos volumes de comportamento sedentário devido a avanços tecnológicos, mudanças no comportamento social e aumentos no número de empregos de escritório. Altos níveis de tempo sedentário estão associados a um risco aumentado de sobrepeso e obesidade e resultados adversos à saúde, incluindo doenças cardiovasculares, diabetes tipo 2 e todas as causas mortalidade (Bailey *et al.*, 2019; Stamatakis *et al.*, 2019). O sobrepeso e a obesidade resultam de um balanço energético positivo sustentado, portanto é importante identificar intervenções que aumentem o gasto de energia sem um consequente aumento na ingestão de energia para garantir a manutenção de um défice energético.

Embora haja um crescente interesse em como a prática de atividade física em sessões curtas e regulares pode melhorar a saúde e reduzir o tempo sentado (Saunders *et al.*, 2018), os efeitos dessa abordagem sobre o apetite ainda não estão completamente claros. Essa lacuna de conhecimento é importante, pois a regulação do apetite pode influenciar diretamente o equilíbrio energético e, consequentemente, o risco de sobrepeso e obesidade.

Pesquisas preliminares sugerem que breves intervalos de atividade física podem ter um impacto positivo sobre a fome e a saciedade, mas os resultados variam. Por exemplo, algumas intervenções mostraram que a atividade física moderada realizada ao longo do dia pode ajudar a reduzir a fome, enquanto outras não observaram mudanças significativas nos hormônios reguladores do apetite após essas atividades.

Portanto, entender melhor a interação entre atividade física de curta duração e o apetite é essencial para desenvolver estratégias eficazes que não apenas incentivem a redução do tempo sedentário, mas também promovam hábitos alimentares saudáveis. Isso pode ser crucial na luta contra a obesidade e outras condições de saúde relacionadas ao sedentarismo. Pesquisas futuras são necessárias para explorar esses mecanismos e estabelecer diretrizes práticas que integrem atividade física e manejo do apetite de forma eficaz.

A redução no gasto de energia em um único dia sentado de forma prolongada pode contribuir para o consumo excessivo de energia e para o ganho de peso.

A relação entre tempo sentado e apetite é um campo de estudo complexo e ainda em desenvolvimento. De acordo com Holmstrup *et al.* (2013), foi observado que sessões de atividade física moderada de apenas 5 minutos, realizadas a cada hora, resultaram em uma redução da fome em comparação ao tempo sentado prolongado. No entanto, não houve alteração nas concentrações de peptídeo total-YY (PYY), um hormônio que atua como inibidor do apetite (Freire; Alvarez-Leite, 2020).

Em contrapartida, um estudo de Chen *et al.* (2022) mostrou que breves períodos de atividade, como caminhadas a cada 20 minutos durante 5,5 horas, levaram a um aumento significativo dos hormônios supressores do apetite, como o glucagon peptídeo 1 e PYY total, mesmo sem avaliações do apetite subjetivo. Por outro lado, Bailey *et al.* (2019) não encontraram mudanças nas respostas hormonais ou no apetite ao realizar 2 minutos de caminhada leve ou moderada a cada 20 minutos durante 5 horas, em comparação ao tempo sedentário.

Além disso, evidências sugerem que atividades físicas de alta intensidade, realizadas em sessões contínuas, podem ter um efeito mais significativo sobre a regulação do apetite e os hormônios envolvidos do que atividades de menor intensidade (Broom *et al.*, 2017; Hazell *et al.*, 2016).

Essa discrepância nos resultados indica que diferentes tipos e intensidades de atividade física podem influenciar o apetite de maneiras variadas, o que ressalta a necessidade de mais pesquisas para entender essas dinâmicas e suas implicações para intervenções em saúde. Em termos práticos, indivíduos inativos e sedentários, que são a populações alvo para a promoção da atividade física, podem achar difícil concluir atividades físicas de alta intensidade em uma única sessão. Assim, investigar a regulação do apetite e efeitos das sessões curtas de atividade física de alta intensidade no dia, pode ser mais viável para indivíduos, sendo valioso para estratégias de gestão.

O estudo de Maylor *et al.*, (2022) observou que, o tempo sentado, com intervalos de atividade física de alta intensidade, gerou a redução do apetite em comparação a uma sessão única de exercício contínuo de intensidade moderada, mas não em comparação com a sessão prolongada em adultos saudáveis e sedentários. Em outro estudo, a atividade física de intensidade moderada não afetou o apetite subjetivo em um único dia, em comparação com ficar sentado por muito tempo sem atividade física (Holmstrup *et al.*, 2013). Outra pesquisa não relatou alterações no apetite em adultos sem excesso de peso que praticaram em sessões de caminhada de intensidade leve ou moderada de 2 minutos a cada 20 minutos em 5 horas (Bailey *et al.*, 2019) ou 2 minutos de caminhada de intensidade moderada com intervalos a cada 30 minutos durante um período de 2 dias (Mete *et al.*, 2018). Parece, assim, que as pausas regulares na atividade física suprimem o apetite em um único dia em comparação com o exercício contínuo em participantes com obesidade e peso normal, mas não quando comparado a ficar sentado por muito tempo.

Comportamentos sedentários, particularmente o tempo gasto na posição sentada, têm aumentado nos Estados Unidos. Adultos e crianças gastam, atualmente, uma quantidade substancial de suas vidas diárias sentados, com adultos sentados por 6 a 8 horas por dia e jovens totalizando cerca de 7 horas por dia (Gremaud *et al.*, 2018; Healy *et al.*, 2015; Pate *et al.*, 2011; Matthews *et al.*, 2008)

A crescente dependência da tecnologia para trabalho e lazer realmente sugere que o tempo passado sentado pode continuar a aumentar. Essa tendência é preocupante, especialmente considerando que o tempo sentado foi identificado como um fator de risco para diversos problemas de saúde, incluindo comprometimentos metabólicos, doenças cardiovasculares e mortalidade por todas as causas (Henschel; Gorczyca; Chomistek, 2020).

Recentemente, o tempo sentado também foi associado a condições como aterosclerose subclínica e doença vascular dos membros inferiores (Asfour *et al.*, 2022). Essas evidências indicam que as longas horas na posição sentada podem prejudicar a função vascular, o que destaca a necessidade urgente de intervenções que incentivem movimentos regulares e pausas ativas durante o dia.

Implementar estratégias para quebrar o sedentarismo, como pausas para caminhar ou exercícios simples, pode ser crucial para mitigar esses riscos e promover uma saúde melhor a longo prazo.

Estratégias profiláticas de exercícios após horas prolongadas sentado, combinados com pausas e contrações musculares esqueléticas com atividades como: caminhar (Thosar *et al.*, 2015), levantar-se (Morishima *et al.*, 2016), andar de bicicleta/pedalar (Park *et al.*, 2022; Garten *et al.*, 2019), simples exercícios de resistência (Wheeler *et al.*, 2020; Climie *et al.*, 2018) e movimentos passivos das pernas (Park *et al.*, 2022) demonstraram ter efeitos protetores potenciais contra distúrbios induzidos por sentar na função vascular em populações de doenças. Essas descobertas são razoavelmente promissoras, como prevenir alterações induzidas por sentar na função vascular pode fornecer uma quantidade considerável de proteção contra desenvolver aterosclerose nos membros inferiores.

4.2 Compreendendo a natureza e os fatores associados ao comportamento sedentário no trabalho

A pandemia de Covid-19 realmente transformou a dinâmica do trabalho, tornando o teletrabalho uma prática comum para muitos. Embora essa mudança traga benefícios, como a redução do tempo de deslocamento e uma maior flexibilidade na gestão do equilíbrio entre vida pessoal e profissional, também existem desafios significativos, especialmente no que diz respeito à saúde (Lunde *et al.*, 2022; Oakman *et al.*, 2020).

Uma das consequências não intencionais do aumento do trabalho remoto é o incremento do comportamento sedentário, que é definido como qualquer atividade realizada em vigília com um gasto de energia de $\leq 1,5$ METs, enquanto em posturas sentada, reclinada ou deitada (Tremblay *et al.*, 2017). O sedentarismo é considerado um grave risco à saúde pública, pois está associado a várias consequências adversas, tanto físicas quanto mentais.

Estudos mostram que passar de seis a oito horas por dia em comportamentos sedentários está relacionado a um aumento do risco de mortalidade por todas as causas, além de estar associado a doenças como diabetes tipo 2, obesidade e doenças cardiovasculares (Patterson *et al.*, 2018). Além disso, há uma correlação positiva entre o comportamento sedentário passivo e o desenvolvimento de depressão (Huang *et al.*, 2020). Em resposta a essas preocupações, a Organização Mundial da Saúde (OMS, 2020) recomenda que todos os adultos limitem o tempo dedicado a atividades sedentárias.

A implementação de estratégias para promover a atividade física e reduzir o sedentarismo no ambiente de trabalho remoto é crucial. Isso pode incluir pausas regulares para se levantar e se mover, o uso de mesas ajustáveis e a incorporação de exercícios simples ao longo do dia. Tais medidas não apenas ajudam a mitigar os riscos à saúde associados ao sedentarismo, mas também podem melhorar a produtividade e o bem-estar geral dos trabalhadores.

Em resumo, enquanto o teletrabalho oferece oportunidades valiosas, é fundamental estar ciente dos riscos associados ao aumento do comportamento sedentário e tomar medidas proativas para promover um estilo de vida mais ativo entre os trabalhadores remotos. Comportamento sedentário é diferente de não ser fisicamente ativo; de fato, indivíduos podem ser altamente sedentários durante o dia de trabalho e fisicamente ativos em outros momentos (por exemplo, aula de ginástica noturna). No entanto, os riscos de saúde física de ser altamente sedentário são atenuados apenas com níveis relativamente altos de atividade física (Dempsey *et al.*, 2020).

O local de trabalho já foi identificado como um ambiente de alto risco para comportamentos sedentários. Estudos indicam que os funcionários do escritório podem gastar entre 58% (Maes *et al.*, 2020), 78% (Rosenkranz *et al.*, 2020) e 82% (Parry; Straker, 2013) do dia de trabalho sentado; equivalente a até 438 min/dia (Parry; Straker, 2013). Grupos ocupacionais com os mais altos níveis de comportamento sedentário incluem serviços profissionais, de secretariado e administrativos (Kazi *et al.*, 2019), e esses grupos também estão entre os mais prováveis de serem capaz de trabalhar em casa (Office for National Statistics, 2020).

O trabalho em casa tem o potencial de aumentar ainda mais o comportamento sedentário do dia de trabalho, já que os funcionários provavelmente ficarão mais tempo sentados diante das telas, terão mais reuniões on-line, não mais ativamente se deslocarão para o trabalho e reuniões e terão menos motivos sociais para deixar seu local de trabalho. De fato, um estudo anterior avaliando o impacto da introdução do trabalho flexível (ou seja, ser capaz de trabalhar remotamente do escritório) relatou um aumento no tempo real e percebido sentado no local de trabalho (Olsen *et al.*, 2018b, 2018c). Além disso, evidências emergentes sugerem que trabalhar a partir de casa devido às restrições do Covid-19 está associado ao aumento do comportamento sedentário (Ráthonyi *et al.*, 2021). Agora há pesquisas substanciais em um ambiente de trabalho que identificaram fatores que influenciam o comportamento sedentário, por exemplo, Ojo *et al.* (2019), e implementou intervenções bem-sucedidas (Chu *et al.*, 2016).

A pesquisa sobre o comportamento sedentário no contexto do teletrabalho ainda é limitada, especialmente quando comparada ao foco em ambientes de escritório tradicionais. Os escritórios e o *home office* apresentam diferenças significativas em termos de configuração física, interações sociais e tipos de tarefas, o que pode influenciar o nível de atividade dos trabalhadores.

A escassez de intervenções específicas voltadas para a redução do sedentarismo no ambiente doméstico é um desafio. Embora a pesquisa de Olsen *et al.* (2018a) tenha tentado abordar essa questão, integrando planejamento de ações, automonitoramento e apoio, os resultados mostraram aumentos não significativos no tempo sentado em casa e diminuições também não significativas no escritório. Isso ressalta a necessidade urgente de mais estudos que explorem estratégias eficazes para apoiar trabalhadores remotos na diminuição do comportamento sedentário Olsen *et al.* (2018c).

Os participantes relataram passar uma média de 89,5% de sua semana de trabalho sentados; isso equivale a quase 400 minutos em comparação a dados de um ambiente de escritório usando a mesma medida, sugerindo que os funcionários que trabalham em casa são susceptíveis de se sentar mais. Rosenkranz *et al.* (2020) relataram uma média de 78,1% (DP = 19) em trabalhadores de escritório (n = 2.068), e Maes *et al.* (2020) relataram 58% (DP = 33) em tipos de trabalho sedentários (n = 65).

A sugestão de que o tempo sentado é elevado quando se trabalha em casa é consistente com pesquisas anteriores sobre trabalho flexível, contrastando a casa com os ambientes de escritório (Olsen *et al.*, 2018b, c), e estudos que relataram aumento do comportamento sedentário em trabalhadores em casa durante o Covid-19 (Fukushima *et al.*, 2021; Ráthonyi *et al.*, 2021). Os participantes relataram fazer uma média de 1,36 pausas por hora. Embora haja literatura limitada usando a mesma medida de intervalos sentados, os dados são semelhantes ao estudo de validação original que coletou dados em trabalhadores de escritório (Sudholz *et al.*, 2018).

Precisamos compreender quais fatores podem influenciar o comportamento ao trabalhar em casa, pois isso parece aumentar o tempo sentado e, com isso, possibilitar o design de intervenções eficazes. Os achados de Michie; van Stralen; West (2011), fornecem uma estrutura teórica útil para entender os fatores modificáveis que influenciam a postura sentada durante o trabalho remoto e para informar possíveis estratégias de intervenção. A possível influência de capacidade, oportunidade e motivação será discutida a seguir.

Uma análise mais aprofundada dos resultados deste estudo em comparação com estudos realizados em ambientes de escritório, como os de Macdonald; Fitzsimons; Niven (2018) e Ojo *et al.* (2019), permitem identificar fatores semelhantes e diferentes que influenciam o comportamento sedentário no trabalho em casa. Isso pode revelar nuances importantes sobre como as configurações de trabalho impactam o sedentarismo e para ajudar a desenvolver intervenções mais direcionadas e eficazes.

Em relação aos outros fatores, os participantes de um estudo perceberam altos níveis de capacidade física e psicológica e conhecimento para reduzir o tempo sentado; isso também refletiu nos dados qualitativos, em que houve comentários limitados sobre esses fatores. Uma exceção foi que vários participantes destacaram que podem ficar imersos em seu trabalho e, portanto, sua capacidade psicológica de limitar o ato de se sentar é reduzida. Esses achados são um pouco consistentes com estudos baseados em escritório. Especificamente, pesquisas anteriores também destacam que a capacidade física não foi percebida como uma barreira para reduzir o tempo sentado no escritório (Macdonald; Fitzsimons; Niven, 2018; Ojo *et al.*, 2019).

A capacidade psicológica de autorregulação é um fator crucial na luta contra o sedentarismo, especialmente no contexto do teletrabalho. A pesquisa indica que muitas vezes os indivíduos se tornam tão absorvidos em suas tarefas que esquecem de interromper longos períodos sentados (Ojo *et al.*, 2019). A implementação de lembretes, como alarmes ou *prompts* visuais, pode ajudar a romper esses períodos de concentração intensa, incentivando os trabalhadores a se levantar e se mover.

No entanto, é possível que os trabalhadores em casa tenham um nível de conhecimento e consciência maior sobre a importância de reduzir o tempo sentado em comparação com aqueles em ambientes de escritório, onde a autorregulação é frequentemente limitada (Macdonald; Fitzsimons; Niven, 2018; Ojo *et al.*, 2019). Investigar a consciência e o entendimento dos trabalhadores remotos sobre suas práticas sedentárias pode revelar se intervenções educacionais focadas são necessárias.

Além das barreiras psicológicas, fatores físicos e sociais também desempenham um papel significativo. Muitos participantes relataram sentir que as oportunidades para se movimentar eram limitadas em casa, devido à falta de espaços adequados, como mesas ajustáveis, e a demandas de trabalho que dificultavam pausas regulares. Esses desafios foram observados também em ambientes de escritório, onde a disposição do espaço físico pode facilitar ou dificultar o movimento (Macdonald; Fitzsimons; Niven, 2018; Ojo *et al.*, 2019). Embora algumas soluções, como mesas ajustáveis, sejam viáveis, a implementação pode variar conforme o contexto.

As dinâmicas sociais também influenciam o comportamento sedentário. Mesmo sem colegas fisicamente presentes, a pressão social e a percepção de ser "observado" em ambientes digitais podem impactar a disposição dos trabalhadores em interromper períodos de sedentarismo. Essa influência das normas sociais, já observada em escritórios, pode se manifestar de maneira diferente em casa, mas ainda assim é relevante.

Portanto, para promover uma redução eficaz do tempo sentado, é essencial desenvolver estratégias que abordem as barreiras psicológicas, físicas e sociais no ambiente de trabalho em casa. Isso pode incluir intervenções que não só forneçam informações, mas também ofereçam soluções práticas e abordagens que considerem as especificidades do *home office*. Pesquisas futuras devem se concentrar em identificar essas estratégias para apoiar os trabalhadores de forma mais eficaz.

Segundo os achados de Ojo *et al.* (2019), a motivação reflexiva emergiu como o terceiro fator mais relevante, indicando que os participantes estavam, em geral, motivados a reduzir o tempo sentado. No entanto, as respostas qualitativas revelaram crenças de que essa redução poderia impactar negativamente a produtividade, o que poderia, por sua vez, diminuir a motivação para se levantar e se mover. Estudos em ambientes de escritório também relataram essa preocupação (Macdonald; Fitzsimons; Niven, 2018), embora alguns participantes reconhecessem que a diminuição do tempo sentado poderia, de fato, aumentar a produtividade.

As evidências sobre a relação entre comportamento sedentário e produtividade são mistas. Um estudo recente em grande escala não encontrou relação significativa (Rosenkranz *et al.*, 2020), e revisões sobre intervenções relacionadas ao sedentarismo indicam um efeito limitado na produtividade (Ojo *et al.*, 2018). Essas descobertas podem ser utilizadas para educar os funcionários sobre o efeito reduzido de limitar o tempo sentado na produtividade, desafiando crenças sobre as consequências negativas. Essa abordagem pode, assim, ajudar a motivar os colaboradores a reduzir seu tempo sentado, tanto em casa quanto no escritório.

Os dados quantitativos indicaram que os participantes tinham baixos níveis de autocontrole e motivação para reduzir o tempo sentado, sugerindo que esse comportamento não era habitualmente executado (ou seja, com baixos níveis de consciência). Isso pode sugerir que se sentar era habitual para esses funcionários, o que está de acordo com pesquisa anterior no ambiente de escritório (Macdonald; Fitzsimons; Niven, 2018; Munir; Biddle; Davies, 2018; Ojo *et al.*, 2019). Dado que o comportamento sentado pode ser altamente habitual, não é surpreendente que o comportamento oposto (ou seja, parar de se sentar) não seja realizado automaticamente.

Avançar em evidência torna-se um importante papel para modificar o hábito e a compreensão do comportamento sentado, sendo relatado por Howlett; Rutenberg; Rockwood (2021), em que o hábito foi identificado como o preditor mais forte de se sentar semanalmente. Pesquisas futuras podem incorporar princípios de formação e quebra de hábito, a fim de abordar ambos os aspectos como rompimento da postura sentada e reduzir a postura sentada prolongada em adolescentes, respectivamente (Castilho *et al.*, 2020); e isso também reflete recomendações dentro do ambiente de escritório (Munir; Biddle; Davies, 2018; Ojo *et al.*, 2019).

Coletivamente, as variáveis neste estudo foram responsáveis por mais de 20% da variância em comportamento sentado, que é uma contribuição significativa e fornece informações importantes em fatores que influenciam o comportamento sentado em casa.

Houve influência limitada de características demográficas no comportamento sentado, com exceção da idade em que ter mais de 18-30 anos foi relacionado ao aumento da posição sentada em duas das categorias de idade mais avançadas.

Esse achado é consistente em pesquisas anteriores que mostram aumento da postura sentada com a idade em comparação com grupos mais jovens (Strain *et al.*, 2018). Foi inesperado que esse achado não foi evidente em todas as faixas etárias mais velhas. A falta de achados significativos para o grupo acima de 61 anos pode ser devido ao baixo poder estatístico atribuído à pequena amostra tamanho; no entanto, foi inesperado que estar no grupo 41-50 não estivesse associado com o aumento da sessão. Mais pesquisas são necessárias para "descompactar" a influência da idade sobre tempo sentado enquanto se trabalha em casa, pois é provável que influências contextuais, como como demandas domésticas, podem impactar no comportamento. O comportamento sentado não foi associado com características relacionadas ao emprego, como tipo de trabalho, tempo na instituição, nem se os funcionários realizaram treinamento específico de saúde e segurança relacionado a trabalhando em casa. Sem surpresa, fazer pausas na postura sentada foi um comportamento importante associado à redução do tempo sentado, destacando a importância de estimular pausas regulares para ficar em pé, se alongar e dar um pequeno passeio. Dois fatores fizeram uma contribuição significativa, especificamente, aumentou a motivação automática e física, sendo significativamente associados com níveis mais baixos de se sentar.

Ambas as variáveis estavam entre os fatores com pontuação mais baixa, sugerindo que devem ser uma prioridade de intervenção nesta população.

Em resumo, o modelo foi responsável por mais de 20% da variância em autorrelato de comportamento sentado diário, com idade, número de pausas e motivação automática e oportunidade física, todos fazendo contribuições significativas. É notável que esse achado é menor do que a variação de 27% no comportamento sentado ao longo de uma semana explicada pelo relatado por Howlett; Rutenberg; Rockwood (2021), talvez sugerindo que outras variáveis também podem ser importantes no ambiente de trabalho, em casa, ou que se sentar semanalmente pode ser um preditor melhor do que diariamente, para estudos futuros.

Há claramente a necessidade de mais pesquisas para examinar mais a fundo as influências no comportamento sentado neste contexto específico e avaliar ainda mais o valor do modelo aplicado no estudo. Por exemplo, além de dados de autorrelato, pesquisas futuras também podem incorporar uma avaliação objetiva das características organizacionais e demandas de trabalho.

Pesquisas longitudinais e de intervenção seriam valiosas para explorar o valor preditivo de diferentes fatores sobre o comportamento. Uma adicional limitação deste estudo é o foco em uma única organização e população, embora com funções de trabalho variadas. Além disso, embora o tamanho da amostra fosse substancial e estratégias de recrutamento foram usadas, os participantes recrutados representavam apenas uma pequena porcentagem do pool de participantes em potencial e que, portanto, pode não ser representativa.

Futuras pesquisas, ainda, devem ter como objetivo recrutar uma amostra maior que também permite uma estratégia de análise que pode fornecer uma visão mais sutil dos preditores do tempo sentado ao se trabalhar em casa, considerando essa variável de forma contínua em escala e não como uma variável dicotômica. A confiança em medidas de autorrelato do comportamento sentado é outra limitação em estudos, embora tenham confiabilidade e validade aceitáveis para avaliar o ato de sentar-se durante o trabalho (Maes *et al.*, 2020; Sudholz *et al.*, 2018), e foram especialmente apropriadas e práticas em análise dos dados em nível de pesquisa durante restrições de bloqueio nas medidas baseadas em dispositivos que melhorariam a qualidade dos dados comportamentais. Finalmente, é cada vez mais reconhecido que um foco apenas no comportamento sedentário pode ser uma limitação na compreensão total as consequências para a saúde deste comportamento. Em pesquisas futuras, a consideração deve ser dada à forma como o tempo gasto sentado durante o trabalho pode influenciar o movimento/padrões de não movimento durante um período de 24 horas, com o objetivo final de uma composição da saúde de 24 horas em relação ao comportamento sedentário, à atividade física e ao sono (Rollo; Antsygina; Tremblay, 2020). Sendo assim, existe uma necessidade urgente de reequilibrar as tarefas diárias em relação ao tempo sedentário no trabalho, criando pausa ativas para estimular o tempo em atividade física durante a jornada (Cédrick; Boris, 2022).

Figura 15 – Orientação para administração do tempo sentado na dinâmica da jornada no trabalho

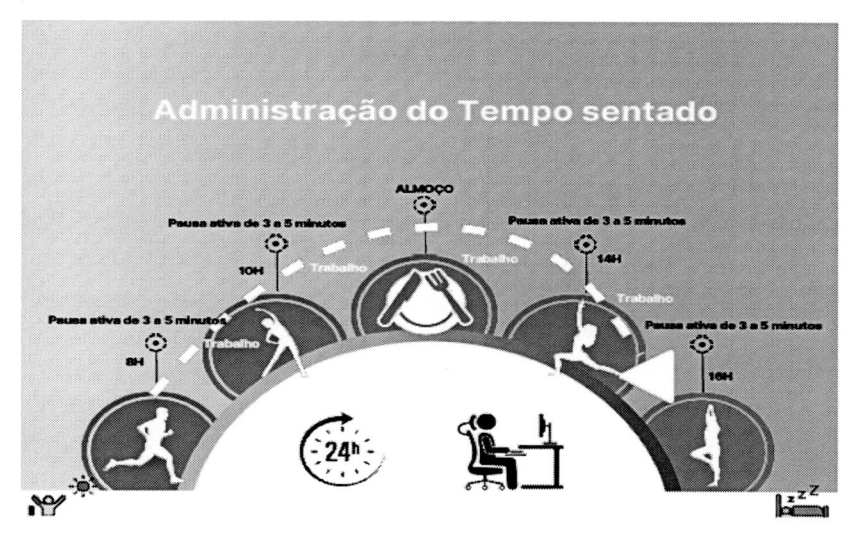

Fonte: o autor (2024)

Durante suas atividades de vida diária, o ser humano corre, anda, fica de pé, se senta e se deita. Mudanças recentes em nosso ambiente favoreceram o comportamento sedentário em detrimento de um comportamento mais fisicamente ativo a tal ponto que nossa saúde está em perigo. Aqui, procuramos abordar o problema do tempo excessivo gasto sentado de vários pontos de vista teóricos, incluindo controle postural, engenharia de fatores humanos, história humana e psicologia da saúde. Se nada for feito agora, a alta prevalência de se sentar continuará a aumentar. Defendemos a posição em pé demonstrando que passar mais tempo assim pode atenuar os problemas fisiológicos e psicológicos associados ao sentar-se excessivo sem diminuir o desempenho e a produtividade da tarefa. A literatura que aborda a questão psicológica ainda destaca os benefícios potenciais de realizar certas tarefas na posição em pé. Propomos uma série de recomendações sobre como passar mais tempo (mas não muito) na posição de pé e em comportamentos não ambulatórios mais ativos. É necessário informar as pessoas sobre as consequências prejudiciais de se sentar excessivamente e os benefícios de passar mais tempo realizando comportamentos ativos. Um benefício claro é reduzir as consequências prejudiciais para a saúde de se sentar excessivamente e fornecer potenciais benefícios adicionais em termos de produtividade e desempenho.

O comportamento sedentário, especialmente sentado, tem atraído grande interesse da mídia, de agências governamentais e de pesquisadores nos últimos anos.

O gasto energético em várias tarefas pode ser expresso em metabolismo equivalentes (METs). Um MET é equivalente à energia em repouso dispêndio, ou seja, o custo de energia para descansar tranquilamente, definido como um consumo de oxigênio de 3,5 mL kg-1 min-1 Ficar sentado no trabalho e realizar tarefas de trabalho sentado geralmente envolvem energia despesas de 1,5 METs ou menos. Redução do tempo sentado geralmente resulta em aumento dos níveis de atividade física de luz para intensidade moderada, como ficar em pé ou caminhar.

A natureza do trabalho de escritório mudou desde o ano 2000, de modo que os trabalhadores não precisem deslocar-se frequentemente de suas estações. Avanço na tecnologia (por exemplo, robótica, computadores) levou a uma diminuição da tensão física em locais de trabalho. Consequentemente, os trabalhadores em alguns ambientes tornaram-se menos ativos fisicamente em seu local de trabalho em comparação ao seu tempo de lazer. Desde a década de 1960, nos Estados Unidos e no Reino Unido, por exemplo, os níveis populacionais de atividade física ocupacional declinaram. Um grande declínio na atividade física ocupacional também foi encontrado em países de renda média, como Brasil e China. Esse declínio na atividade física ocupacional pode ser atribuído em grande parte a um aumento no tempo gasto sentado no local de trabalho.

O tempo excessivo gasto sentado no trabalho pode aumentar significativamente o risco de doenças cardiovasculares, obesidade, diabetes e mortalidade por todas as causas, mesmo que a pessoa pratique os níveis recomendados de atividade física em seu tempo livre. Estudos estimam que a cada aumento de duas horas diárias no tempo sentado, há um acréscimo de 5% no risco de obesidade e 7% no risco de diabetes. Além disso, aqueles que permanecem sentados por 8 a 11 horas por dia apresentam um risco 15% maior de morte nos próximos três anos em comparação a aqueles que ficam sentados por menos de quatro horas. Esse risco aumenta 40% para aqueles que ficam sentados por mais de 11 horas por dia (Chau *et al.*, 2012). Substituir o tempo sentado por atividades de leve (1,5 METs a 3 METs) a moderada (3 METs a 6 METs) pode melhorar a glicose e o metabolismo lipídico, contribuindo assim para a saúde geral.

Os benefícios podem ser maiores quando a posição sentada é substituída por atividade de intensidade leve a moderada, como ficar em pé e fazer caminhada, do que quando é substituída por ciclismo vigoroso de igual gasto energético. Isso pode indicar que, nas intervenções para reduzir o comportamento sedentário, a mudança de postura pode ser igual ou ainda mais importante do que aumentar o gasto de energia.

Os locais de trabalho têm a vantagem de ter o potencial de criar suporte social embutido, ou seja, colaboração ativa dos funcionários em fazer mudanças sustentáveis para alcançar um estilo de vida saudável, que pode reduzir o grau de esforço individual e a motivação necessária para fazer mudanças comportamentais. Assim, as mudanças no estilo de vida alcançados no trabalho são considerados sustentáveis a longo prazo.

Figura 16 – Sugestões de intervenções no local de trabalho

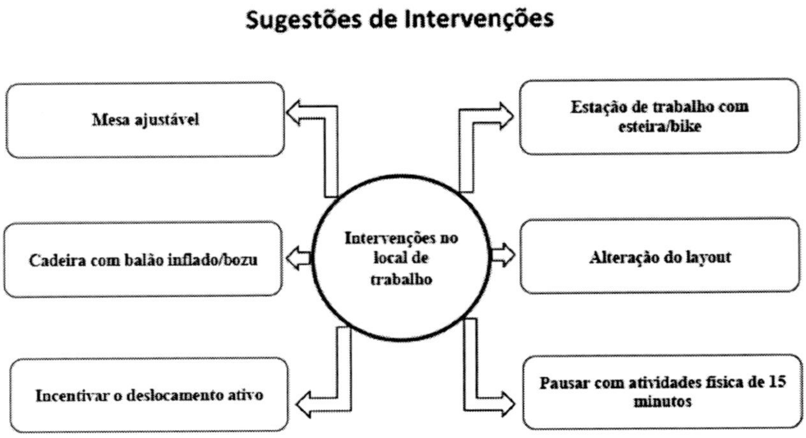

Sugestões de Intervenções

Fonte: o autor (2024)

Essas dinâmicas são sugestões para trabalhadores dos setores administrativos, mas em algumas situações servem também para o operacional com ajustes.

1. Mesa de apoio; um chamado *hot desk* que é ajustável em altura e permite que seu usuário alterne a postura entre sentado e em pé, uma estação de trabalho vertical que permite a uso de um computador pessoal;

2. Enquanto pedala em uma estação de bicicleta *(bike)*/ esteira ergométrica estacionária, autosselecionando a velocidade, colocada sob a mesa que permite ao usuário pedalar/caminhar enquanto está sentado/andando.

3. Uma cadeira de balão inflada ou uma bola de terapia: substituir as convencionais cadeiras de escritório por cadeiras de balão infláveis torna o ato de se sentar mais exigente fisicamente, aumentando a necessidade de usar os músculos abdominais, as costas, pernas e coxas para permanecer ereto e manter o equilíbrio.

4. Os trabalhadores podem ser encorajados a ficar mais fisicamente ativos por meio de mudanças no ambiente e design do local de trabalho. O tempo gasto em comportamento sedentário teoricamente também pode ser reduzido pela alteração do layout dos locais de trabalho, por exemplo, colocando as impressoras mais longe das mesas.

5. As práticas e políticas dos locais de trabalho podem ser alteradas pela incorporação de pausas periódicas dentro da organização, com cronograma incluindo períodos curtos de atividade física (por exemplo, cinco sessões de atividade de 15 minutos) ou caminhando ou ficando em pé nas reuniões. Incentivar os funcionários a andarem pelos prédios de escritórios durante os intervalos ou darem um passeio para se comunicar com colegas de trabalho em vez de usar o telefone ou e-mail. As salas de reunião podem ser equipadas com mesas sit-stand para que os funcionários possam optar por ficar de pé durante reuniões, se assim desejarem.

Essas mudanças no local de trabalho, na prática e na política têm o potencial de fornecer uma oportunidade a um grande número de pessoas, que, na sua maioria, trabalham sentadas, para reduzir tempo sentado.

Os trabalhadores também podem ser conscientizados sobre a importância de mudar seu comportamento sentado pelo fornecimento de informações, como por dicas motivacionais para se sentar menos na estação de trabalho, via *e-health*, intervenções que encorajam e lembram os trabalhadores de se sentarem menos ou interromperem períodos prolongados de se sentar, ou distribuir panfletos com mensagens como "Sente-se menos, mova-se mais", que destacam os riscos associados ao ato de se sentar.

Uma intervenção de e-saúde consiste em informações fornecidas eletronicamente, como *e-mails, prompts* de ponto de escolha ou qualquer mensagem exibida periodicamente na tela do computador. Informativos com intervenções também podem ser realizados por conselheiros treinados em uma forma interativa, em que, como parte das sessões de aconselhamento, eles descobrem os interesses do trabalhador e fornecem ao trabalhador diferentes opções sobre como reduzir o comportamento sedentário.

Possíveis desvantagens potenciais precisam ser monitoradas para essas intervenções. O desempenho e a produtividade dos trabalhadores sentados podem diminuir quando a caminhada no local de trabalho é incentivada e o os funcionários saem com mais frequência de suas mesas. Trabalhadores usando uma mesa de esteira precisam ter cuidado para não tropeçar ou cair, e assim dividir sua atenção entre trabalho e segurança, o que pode comprometer sua produtividade. Além disso, habilidades motoras finas, como precisão no manuseio do mouse, habilidades de resolução de problemas matemáticos e desempenho percebido no trabalho, podem diminuir com a esteira e as mesas de ciclismo. Essa diminuição em eficiência pode ocorrer devido a efeitos de aprendizagem, ou seja, conhecendo-se novos modos de trabalho.

Figura 17 – Modelo de alguns equipamentos disponibilizados no mercado

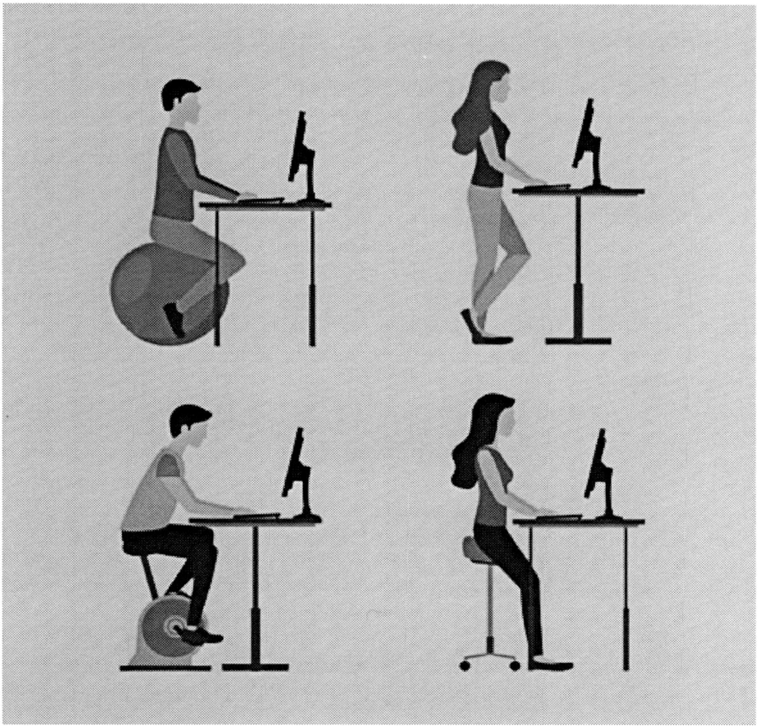

Fonte: istockphoto (2020)[1]

Os dispositivos vestíveis, como acelerômetros e monitores contínuos de glicose e pressão arterial, oferecem oportunidades valiosas para as pesquisas sobre os efeitos da permanência diária em pé na saúde. A postura em pé é multifacetada, podendo incluir trabalho da parte superior do corpo e variações em relação à postura sentada. Assim, é importante que pesquisas futuras considerem a função do tipo de estar em pé (estático versus dinâmico), sua composição com outros comportamentos físicos, e os padrões de tempo (como a duração) em que se permanece em pé.

---

[1] Disponível em: https://www.istockphoto.com/br/collaboration/boards/J02fRQ5_vUWXO-r98oWy5bQ Acesso em: 20 jan. 2025.

Esses estudos devem abordar o impacto dessas variáveis na saúde dentro de um contexto de comportamento composicional de 24 horas, que inclua sono e atividade física. Compreender os potenciais efeitos benéficos da postura em pé para a saúde cardio-metabólica e outros resultados, como a saúde musculoesquelética, pode enriquecer as diretrizes de atividade física e saúde. Além disso, essas descobertas podem orientar intervenções preventivas em ambientes de trabalho e em outras áreas da vida cotidiana (Holtermann; Coenen; Ahmadi, 2024).

CAPÍTULO 5

TECNOLOGIAS VESTÍVEIS, ESTILO DE VIDA E BEM-ESTAR NO TRABALHO

A revolução tecnológica está, de fato, transformando a área da educação física, oferecendo novas oportunidades para engajar indivíduos em atividades físicas. Com a ascensão de aplicativos e dispositivos inteligentes, a forma como nos exercitamos e acessamos informações sobre saúde e bem-estar mudou radicalmente.

A tecnologia proporciona acesso imediato a uma vasta gama de informações sobre treinos, nutrição e dicas de saúde. Isso não apenas aumenta a motivação e o engajamento, mas também promove a autonomia dos usuários, permitindo que personalizem suas rotinas de acordo com suas necessidades e preferências. Essa flexibilidade é essencial em um mundo cada vez mais agitado.

Os programas de treinamento virtual tornam o exercício mais acessível e divertido. A interatividade e a variedade de opções permitem que as pessoas se exercitem em qualquer lugar e a qualquer momento. Essa democratização do acesso ao *fitness* é crucial para combater a inatividade física, especialmente em populações com agendas apertadas.

Dispositivos de monitoramento, como relógios inteligentes e aplicativos de *fitness*, possibilitam um rastreamento preciso do progresso. Eles medem parâmetros como pressão arterial e frequência cardíaca, oferecendo *feedback* em tempo real e ajudando os usuários a visualizar seus avanços. Isso pode ser um poderoso motivador para manter a consistência e estabelecer metas realistas.

No entanto, o paradoxo da inatividade física persiste. Apesar da facilidade de acesso a ferramentas que promovem a atividade física, muitos ainda se encontram presos em comportamentos sedentários. A tecnologia, embora possa ser aliada, também contribui para a inatividade ao incentivar estilos de vida mais sedentários, como passar horas em frente a telas.

Para transformar essa realidade, é vital fomentar uma contracultura que valorize a atividade física diária. Isso pode incluir campanhas de conscientização, programas de incentivo e a integração de atividades físicas em ambientes de trabalho e escolas. A educação sobre a importância do movimento e a promoção de um estilo de vida ativo devem ser prioridades.

A tecnologia tem o potencial de ser um agente de mudança significativo na promoção da atividade física, mas é necessário um esforço consciente para direcionar essa influência de maneira positiva. Ao entender e abordar o comportamento sedentário, podemos utilizar os avanços tecnológicos para não apenas aumentar a atividade física, mas também para criar uma sociedade mais saudável e ativa.

A crescente prevalência do comportamento sedentário no contexto ocupacional pode estar associada com uma variedade de complicações de saúde, tanto psicológicas quanto físicas. Esse fenômeno é frequentemente atribuído ao prolongado tempo em posição sentada e à atividade cognitiva contínua, fatores que contribuem para o aumento da tensão muscular, e a redução da atividade metabólica e da oxigenação celular (Dunstan *et al.*, 2021; Bull *et al.*, 2020; Blasche *et al.*, 2018.; Huang *et al.*, 2020; Ozemek; Arena, 2021). Esse cenário tem sido agravado pelo avanço tecnológico e aumento do sedentarismo ocupacional, fazendo com que estudos sobre a gestão do comportamento sedentário no ambiente ocupacional e estratégias de intervenção, como a prática de pausas ativas, ganhem destaque, mostrando benefícios no manejo do estresse, na redução de dores musculoesqueléticas, na produtividade e no bem-estar dos trabalhadores (Bailey, 2021; Woessner *et al.*, 2021; Pinto *et al.*, 2023). Sugerimos uma nova prática na rotina das empresas: a medicina do estilo de vida (MEV), a "prática baseada em evidências que ajuda indivíduos e famílias a adotar e manter comportamentos saudáveis que afetam a saúde" (Smirmaul *et al.*, 2020, p. 60) baseada em seis pilares: alimentação saudável, atividade física, evitar fumar e outras substâncias de risco, controlar o estresse, sono restaurador e formar e manter relacionamentos (Phillips *et al.*, 2020).

Nesse contexto, a atividade física é um pilar importante e, segundo Kreouzi; Theodorakis; Constantinou (2022) é necessário que os médicos eduquem e promovam a atividade física como forma de prevenção de doenças e promoção de bem-estar, ajudando seus pacientes no cumprimento das recomendações para atividade física aeróbica e de treino de resistência com base nas diretrizes de 2020 da OMS (Bull *et al.*, 2020).

Seguir as novas tendências dos *fitness* parece ser uma boa forma de oferecer possibilidades aos praticantes de atividade física de aderirem a uma vida mais ativa. Em 2024, a promoção da saúde no local de trabalho ficou em 2º lugar no top 10 de tendências *fitness* para o ano (Newsome *et al.*, 2024). Isso parece apoiar ainda mais um interesse crescente na saúde, que tem impacto em muitas áreas, incluindo produtividade no local de trabalho, conforme Figura 18.

Figura 18 – As 10 principais tendências dos Colégio Americano de Medicina do Esporte, 2024

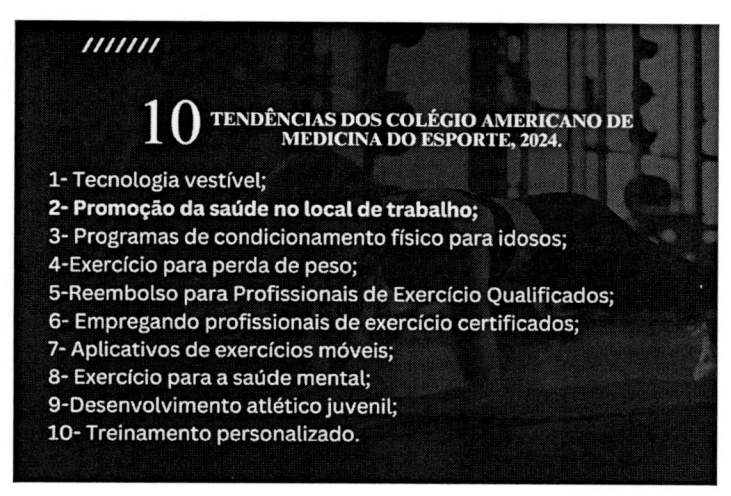

Fonte: o autor (2024)

Quadro 1 – Descrição das 10 principais tendências do *fitness*

Tendência	Discrição
1. Tecnologia vestível.	Tecnologia utilizável. A tecnologia *wearable* é a tendência número 1 e tem sido um dos pilares das três principais tendências desde 2016. A tecnologia wearable inclui uma variedade de dispositivos que uma pessoa pode usar ou anexar a si mesma, geralmente conectados a um smartphone. Esta tecnologia fornece informações em tempo real, como frequência cardíaca, contagem de passos, minutos ativos e tempo de sono. A tecnologia wearable permite que os profissionais do exercício individualizem ainda mais a atividade física diária para seus clientes, monitorando padrões, desempenho e progresso ao longo do tempo (Liguori; Kennedy; Navalta, 2018).
2. Promoção da saúde no local de trabalho.	A promoção da saúde no local de trabalho é nova na lista de tendências em segundo lugar. Isto parece apoiar ainda mais um interesse crescente na saúde e na qualidade de vida, o que tem impacto em muitas áreas, incluindo a produtividade no local de trabalho. De acordo com os Centros de Controle e Prevenção de Doenças, o americano médio passará aproximadamente um terço de sua vida no local de trabalho quando participar de uma semana de trabalho de 40 horas. Os empregadores têm a oportunidade de incentivar comportamentos promotores da saúde (por exemplo, atividade física e exames preventivos). Esses benefícios muitas vezes reduzem os custos dos seguros, aumentam a produtividade no local de trabalho e melhoram a saúde mental (Centers for Disease Control and Prevention. Workplace Health Promotion, 2016). Alguns exemplos de promoção da saúde no local de trabalho incluem acesso a instalações de *fitness*, ligas atléticas para funcionários e aulas de educação em saúde.

Tendência	Discrição
3. Programas de condicionamento físico para idosos.	Aumentar as opções de programas de condicionamento físico para adultos mais velhos sobe para o terceiro lugar. O Perfil de Americanos Idosos de 2021 relata um aumento de 38% no número de americanos com 65 anos ou mais desde 2010, com, aproximadamente, 27% dessa população vivendo de forma independente (Administration on Aging, 2021). Prevê-se que a população adulta idosa dos americanos continue a crescer até 2040. O envelhecimento aumenta o risco de doenças crónicas, deficiência cognitiva e quedas nesta população. A atividade física regular aeróbica e de fortalecimento muscular é uma estratégia essencial para reduzir o impacto das doenças, manter a independência e melhorar a qualidade de vida ao longo do processo de envelhecimento.
4. Exercício para perda de peso.	Os exercícios para perda de peso aparecem em 4º lugar (8º em 2023). Está sendo reconhecido que o exercício regular contribui para melhorar a função metabólica e reduzir a gordura corporal. O exercício deve incluir atividade aeróbica, treinamento de força e acompanhar mudanças na dieta para criar um déficit calórico. O exercício ajuda a preservar a massa corporal magra por meio de esforços para perder peso e ajuda os consumidores a manter a perda de peso a longo prazo.
5. Reembolso para Profissionais de Exercício Qualificados (QEPs).	Esta tendência aparece em 5º lugar na revista dos anos anteriores, que defendiam o licenciamento para QEPs. O licenciamento nunca atingiu o pico entre os 10 primeiros, e existem barreiras políticas significativas que tornam o licenciamento menos realista para a indústria do *fitness* em muitas regiões do mundo. No entanto, o reembolso pelos serviços que os QEPs são treinados para prestar apoia o reconhecimento dos profissionais do exercício (isto é, personal trainers e fisiologistas do exercício) como parte do continuum de cuidados de saúde. Uma força-tarefa (ACSM, 2021) foi formada para defender a mudança de política que permita a cobrança de seguros para serviços de pacientes realizados por QEPs dentro de seu escopo de prática para melhorar os resultados da atividade física e a qualidade de vida (Centers for Disease Control and Prevention. Workplace Health Promotion, 2016).

Tendência	Discrição
6. Empregando profissionais de exercício certificados.	Empregar profissionais certificados, aparecendo em 6º lugar em 2024, tem sido uma tendência consistente entre as 10 principais. As empresas de saúde e *fitness* reconhecem a importância de contratar profissionais treinados para liderar programas de *fitness*. A obtenção de uma certificação credenciada comunica aos consumidores que um profissional obteve conhecimento proficiente para apoiá-los em seus objetivos de condicionamento físico. Pode-se confiar que profissionais certificados possuem o nível mínimo de habilidade para prescrever exercícios com segurança dentro de seu escopo de prática. A manutenção de certificações acreditadas exige provas de educação continuada, o que é importante para diminuir o risco de lesões para os consumidores e a responsabilidade dos empregadores.
7. Aplicativos de exercícios móveis.	Os aplicativos de exercícios móveis aparecem na lista das 10 principais tendências, em 7º lugar. Faz parte da categoria de tendência de tecnologia digital. Essa tendência apareceu pela primeira vez no top 20, na 17ª posição em 2016, sob o nome de aplicativos de exercícios para smartphones. O uso de aplicativos móveis de exercícios permite flexibilidade na entrega do programa. Os aplicativos de exercícios impactaram o mercado com muitas opções exclusivas para os consumidores e demonstram eficácia no aumento da atividade física dos usuários. Os consumidores podem usar aplicativos móveis para monitorar atividades físicas e receber *feedback* sobre o desempenho. Alguns aplicativos integram mecanismos de apoio social e fornecem dicas para a aquisição de habilidades comportamentais, ambos componentes-chave da teoria da mudança de comportamento em saúde.

Tendência	Discrição
8. Exercício para a saúde mental.	A programação de exercícios para melhorar a saúde mental fica em 8º lugar, à medida que os indivíduos começam a reconhecer a importância do movimento na cognição e no humor. A saúde mental inclui o bem-estar emocional, psicológico e social. Aproximadamente um em cada oito indivíduos em todo o mundo é afetado em graus variados por doenças mentais (OMS), e o exercício regular pode servir como fator de proteção. A atividade física e o exercício podem melhorar o humor e a saúde mental (White *et al.*, 2017). O ACSM oferece recursos para profissionais do exercício incorporarem atividade física para apoiar a saúde mental.
9. Desenvolvimento atlético juvenil.	Representa uma abordagem ao treinamento de jovens que se concentra no desenvolvimento de habilidades motoras, força e coordenação. Há um aumento nas instalações e nos programas de treinamento, projetados para melhorar a confiança, desenvolver habilidades sociais e aprimorar o desempenho esportivo. Crianças e adolescentes aprendem padrões básicos de movimento e se preparam para a aquisição de habilidades. Os profissionais do exercício devem considerar a educação continuada ou o treinamento especializado ao trabalhar com essa população especial.
10. Treinamento personalizado (*Personal Training*).	Como tendência número 10, o treinamento pessoal permaneceu um elemento básico na lista das 10 principais tendências de *fitness* desde seu início em 2007. O treinamento pessoal oferece treinamento individual envolvendo testes de condicionamento físico, definição de metas e implementação de programas. Os consumidores podem beneficiar-se desse serviço para aprender métodos eficazes de seleção, segurança e recuperação de exercícios. Ganhar uma credencial habilitada nacionalmente, como as certificações oferecidas pela ACSM, pode preparar profissionais do exercício para trabalharem com uma variedade de clientes.

Fonte: o autor (2024)

Estudo publicado pela revista Science (2023) aponta que esses gatilhos por meio dos *smartwatches* (dispositivo eletrônico vestível – *wearable*) projetados para serem usados no pulso, funcionando como um relógio inteligente, mas que possui recursos adicionais que vão muito além da exibição de horas), a cada 50 minutos em postura sentada ou inativa aumenta em quase 50% a probabilidade de se levantar e fazer uma pausa ativa e permanece eficaz com o tempo, independentemente da idade ou do sexo (Nazaret; Sapiro, 2023).

A relevância desse estudo é que ele reforça o quanto faz sentido empresas investirem em estratégias de avisos e notificações constantes (a cada hora), para que os funcionários que atuam sentados em demanda mental pratiquem pausas ativas regularmente, promovendo um ambiente de trabalho menos sedentário, mais produtivo e sustentável.

Nas sociedades modernas, o bem-estar no local de trabalho está ganhando cada vez mais atenção. O bem-estar individual no local de trabalho refere-se à experiência subjetiva de se sentir bem, autêntico e significativo na vida profissional (bem-estar eudaimônico) (Sonnentag, 2015; Peiró *et al.*, 2014; Niks *et al.*, 2022). Essa experiência não é estável, mas pode flutuar com o tempo. Assim, o bem-estar individual no local de trabalho pode ser conceituado como um conceito multidimensional e dinâmico, que caracteriza a qualidade da vida profissional individual. Funcionários com alto nível de bem-estar no local de trabalho são geralmente mais saudáveis (De Neve *et al.*, 2013), mais produtivos (Krekel; Ward; de Neve, 2019) e têm melhor desempenho (Wright; Cropanzano, 2000). No entanto, o estresse relacionado ao trabalho tem aumentado significativamente nos últimos anos (Eurofound. Burnout in the Workplace, 2018; Charoensukmongkol; Puyod, 2021) e foi agravado ainda mais devido à pandemia de Covid-19 (Barello *et al.*, 2021; Yu; Park; Hyun, 2021). Isso indica que o bem-estar individual no local de trabalho está sob pressão. Na Holanda, cerca de 17% de todos os funcionários relatam queixas relacionadas ao estresse, e o estresse relacionado ao trabalho é a doença ocupacional número um (Hooftman *et al.*, 2019). O estresse laboral prolongado tem consequências negativas não só para a saúde e o bem-estar dos trabalhadores, mas também para a produtividade e a relação custo-eficácia das organizações para as quais trabalham (Eurofound. Burnout in the Workplace, 2018; Bakker; Demerouti; Sanz-Vergel, 2014; Eu-Osha, 2014). Para combater o estresse no trabalho e manter ou promover o bem-estar dos funcionários, são necessárias intervenções eficazes no local de trabalho.

Embora os empregadores reconheçam os benefícios da introdução de tais intervenções (Tehrani *et al.*, 2010), projetar programas eficazes de promoção do bem-estar organizacional ainda é um desafio (Robroek; Coenen; Hengel, 2021; Akerstrom *et al.*, 2021). A razão para este desafio reside na complexidade do conceito de bem-estar no local de trabalho. A pesquisa mostra que muitos fatores (inter-relacionados) podem influenciar o bem-estar no local de trabalho, como os relacionados ao trabalho (por exemplo, demandas do trabalho, recursos do trabalho e ambiente interpessoal), recursos pessoais (por exemplo, autoeficácia, otimismo) e interfaces trabalho-casa dos funcionários, (por exemplo, interferência trabalho-casa, recuperação fora do trabalho) (Sonnentag, 2015, Nielsen *et al.*, 2017; Xanthopoulou; Bakker; Ilies, 2012). Ainda não se sabe, no entanto, como todos esses fatores juntos constituem diferentes estados de bem-estar individual no local de trabalho. Muitos estudos sobre o bem-estar no local de trabalho concentram-se em pequenos (sub) conjuntos de determinantes do bem-estar (Shahidi *et al.*, 2021), e os ciclos causais raramente são estudados. Embora a pesquisa empírica sobre os mecanismos de interação dinâmica do bem-estar esteja crescendo (Hakanen; Perhoniemi; Toppinen-Tanner, 2008; Llorens-Gumbau; Salanova-Soria, 2014; Xanthopoulou; Bakker; Ilies, 2012), como Sonnentag (2015) argumenta os processos subjacentes são provavelmente ainda mais complexos do que descobertos em pesquisas anteriores. Intervir sem uma compreensão completa do bem-estar individual no local de trabalho pode resultar em eficácia reduzida ou até piorar a situação do indivíduo (Veldhuis *et al.*, 2020; Charoensukmongkol; Puyod, 2021; Veldhuis *et al.*, 2020; Wang *et al.*, 2021; Ros *et al.*, 2021). Por exemplo, o *coaching* individual destinado a melhorar o equilíbrio entre vida profissional e pessoal do funcionário pode não ser eficaz se prevalecer um desequilíbrio estrutural entre as demandas do trabalho e os recursos do trabalho, ou reduzir a carga de trabalho eliminando tarefas que realmente fornecem significado ao trabalho pode resultar em redução do bem-estar. Em resumo, para que os programas de bem-estar no local de trabalho sejam eficazes, eles devem levar em conta todos os fatores relevantes que estão em jogo. Para ser capaz de fornecer orientação às organizações sobre este assunto, é necessária uma visão abrangente sobre o bem-estar individual no local de trabalho e processos multicausais e de *feedback* por meio dos quais o bem-estar no local de trabalho pode ser estabelecido (Nielsen *et al.*, 2017).

A aplicação de uma abordagem de sistemas complexos para estabelecer uma visão tão abrangente sobre o bem-estar individual no local de trabalho tem muito potencial (Veldhuis *et al.*, 2020; Alefari; Almanei; Salonitis, 2020; Littlejohns *et al.*, 2018). O pensamento sistêmico oferece uma metodologia para visualizar e estudar a complexidade envolvida (Van Wietmarschen; Wortelboer; van der Greef, 2018). Na fala cotidiana, "complexo" geralmente significa que "o problema é difícil de resolver". Na ciência da complexidade, "complexo" se refere a um sistema no qual muitos componentes estão envolvidos e interagem uns com os outros de maneiras não lineares. Como resultado, um sistema complexo é um todo do qual "a totalidade não é, por assim dizer, um mero amontoado, mas o todo é algo além das partes" (Aristóteles). As interconexões entre os fatores do sistema podem criar ciclos de *feedback*, que podem ser de natureza positiva (reforço) ou negativa (equilíbrio ou busca de objetivos) (Littlejohns *et al.*, 2018; Best, 2011; Ford; 2019). Os ciclos de *feedback* de reforço tendem a amplificar a mudança (por exemplo, quanto maior a população, maior a possibilidade de um aumento na taxa de natalidade, o que aumenta ainda mais a população). Os ciclos de *feedback* de equilíbrio, no entanto, neutralizam a mudança (por exemplo, quanto maior uma população em relação à capacidade de suporte de seu ambiente, menor pode ser a taxa líquida de natalidade, diminuindo assim o crescimento populacional (Sterman, 2000). Em suma, falta uma visão abrangente do bem-estar no local de trabalho que compreenda sua complexidade dinâmica. Argumentamos que uma abordagem de sistemas transdisciplinares para o bem-estar individual no local de trabalho contribuirá para preencher essa lacuna, fornecendo uma melhor compreensão dos processos multicausais e de *feedback* que levam ao bem-estar individual no local de trabalho. Recentemente, essa abordagem mostrou resultados promissores para outros resultados de funcionários relacionados ao trabalho, como o desempenho do funcionário (Alefari; Almanei; Salonitis, 2020) e o desenvolvimento do esgotamento (Veldhuis *et al.*, 2020), mas ainda não foi aplicado ao tema do bem-estar no local de trabalho.

A literatura mostra que o bem-estar individual no trabalho pode ser conceituado como um conceito dinâmico e multidimensional, no qual estão envolvidos muitos fatores relacionados ao estado mental e físico dos indivíduos, bem como ao contexto. Esses fatores podem interagir ao longo do tempo. No entanto, muitos estudos se concentram em partes específicas do bem-estar no local de trabalho, enquanto a multicausalidade e os ciclos de *feedback* raramente são estudados. Argumentamos que uma abordagem de sistemas dinâmicos para o bem-estar individual no local de trabalho pode ajudar a desvendar a multicausalidade e os ciclos de *feedback*. Por sua vez, isso pode fornecer novos *insights* que podem ser usados para projetar programas eficazes de promoção do bem-estar no local de trabalho organizacional.

Simulações de bem-estar individual no local de trabalho poderiam, por exemplo, focar em questões como: até que ponto e em que período de tempo as queixas de esgotamento de um indivíduo provavelmente diminuiriam quando houvesse uma mudança positiva em seu capital psicológico? O que provavelmente acontecerá com o engajamento no trabalho quando o distanciamento psicológico melhorar? Esse processo seria diferente para funcionários com baixa ou alta motivação para atender às demandas? Tais percepções podem ser usadas para selecionar e/ou desenvolver intervenções adequadas para cenários específicos (por exemplo, treinamento ou trajetória de *coaching* com o objetivo de aumentar o capital psicológico). Simulações de cenários individuais de bem--estar no local de trabalho podem, por sua vez, destacar os efeitos potenciais das intervenções de bem-estar no local de trabalho ao longo do tempo (Sluijs *et al.*, 2021; Sorensen, 2018). Informações mais detalhadas sobre essa abordagem podem ser encontradas na literatura recente. Por exemplo, uma prova de conceito foi recentemente mostrada para *burnout* em nível individual (Veldhuis *et al.*, 2020). Nesse estudo, os autores simularam com sucesso padrões de comportamento diferencial no desenvolvimento de esgotamento e recuperação para três personas (ou seja, pessoas fictícias com pontuações determinadas em um conjunto de variáveis-chave no modelo). Da mesma forma, Alefari; Almanei; Salonitis, (2020) desenvolveram um modelo quantitativo de dinâmica de sistema de desempenho de funcionários, ilustrado por um estudo de caso com três experimentos virtuais. Outro estudo recente demonstrou como as simulações dinâmicas podem ser usadas para projetar programas de intervenção no estilo de vida com base em cenários testados por meio de experimentos "e se" (Sluijs *et al.*, 2021). Simulações de cenários de possíveis efeitos de políticas de intervenção foram ilustradas por outros antes em outros domínios (Atkinson *et al.*, 2015). Em última análise, novos *insights* trazidos por essa abordagem podem ser usados para projetar programas eficazes de promoção do bem-estar no local de trabalho organizacional.

REFERÊNCIAS

ADMINISTRATION ON AGING. 2020 profile of older Americans. 2021. Disponível em: https://acl.gov/sites/default/files/aging_and_Disabilit_In_America/2020Profileolderamericans.final_.pdf Acesso em: 10 out. 2024

AKERSTROM, M.; CORIN, L.; SEVERIN, J.; JONSDOTTIR, I. H.; BJÖRK, L. Can working conditions and employees' mental health be improved via job stress interventions designed and implemented by line managers and human resources on an operational level? **Int. J. Environ. Res. Public Health**, n. 18, p. 1916, 2021.

ALBUQUERQUE, A. E. de M. T.; SILVA, B. C. R. da; LEMOS, E. C. de; MOURA, V. L. G. de; SILVA, C. B. G. da; MARINS, A. de M. Job satisfaction and absenteeism of professionals in the Academia da Cidade Program in Brazil. **Revista Brasileira de Atividade Física & Saúde**, v. 25, p. 1-7, 2020.

ALEFARI, M.; ALMANEI, M.; SALONITIS, K. A System Dynamics Model of Employees' Performance. **Sustainability**, n. 12, p. 6511, 2020.

AMERICAN COLLEGE OF SPORTS MEDICINE. **Diretrizes do ACSM para teste de esforço e prescrição**. ACSM – Colégio Americano de Medicina do Esporte. 10 ed. Filadélfia: Wolters Kluwer, 2018.

AMERICAN COLLEGE OF SPORTS MEDICINE. **ACSM's Guidelines for Exercise Testing and Prescription**. 11th ed. Philadelphia: Wolters Kluwer, 2021.

AMERICAN DIABETES ASSOCIATION. Economic costs of diabetes in the U.S. in 2012. **Diabetes Care**, v. 4, n. 36, p. 1033-1046, 2013.

AMERICAN DIABETES ASSOCIATION. National diabetes statistics report. **Diabetes Care**, v. 37, Supplement 1, p. 581-590, 2014.

AMLANI N. M.; MUNIR, F. Does physical activity have an impact on sickness absence? A review. **Sports Med**. v. 7, n. 44, p. 887-907, 2014.

ANDERSON, T. J.; GRÉGOIRE, J.; PEARSON, G. J.; BARRY, A. R.; COUTURE, P.; DAWES, M.; FRANCIS, G. A.; GENEST, J.; GROVER, S.; GUPTA, M.; HEGELE, R. A.; LAU, D. C.; LEITER, L. A.; LONN, E.; MANCINI, G. B.; MCPHERSON, R.; NGUI, D.; POIRIER, P.; SIEVENPIPER, J. L.; STONE, J. A.; THANASSOULIS, G.; WARD, R. Canadian Cardiovascular Society Guidelines for the Management of Dyslipidemia for the Prevention of Cardiovascular Disease in the Adult. **Can J Cardiol.**, n. 32, p. 1263-1282, 2013.

ANDRADE, R. D.; FERRARI JUNIOR, G. J.; CAPISTRANO, R.; TEIXEIRA, C. S.; BELTRAME, T. S.; PEREIRA, E. P. G. Absenteísmo na Indústria está associado com o Trabalho em Turnos e com Problemas no Sono. **Cienc Trab.**, n. 19, p. 35-41, 2017.

ANDRADE, T. B.; SOUZA, M. das G. C.; SIMÕES M. P. C.; ANDRADE, F. B. Prevalência de absenteísmo entre trabalhadores do serviço público. **Scientia Medica**, Porto alegre, v. 18, n. 4, p. 166-171, 2018.

AREZES, P. M.; BAPTISTA, J. S.; BARROSO, M. P.; CARNEIRO, P.; CORDEIRO, P.; COSTA, N.; MELO, R. B., MIGUEL, A. S.; PERESTRELO, G. **Occupational Safety and Environmental Safety and Health II**, p. 163–171, 2020.

ASAY G. R. B.; ROY K.; LANG J. E.; PAYNE R. L.; HOWARD D. H. Absenteeism and Employer Costs Associated With Chronic Diseases and Health Risk Factors in the US Workforce. **Prev. Chronic. Dis.**, v. 13, n. 150503, 2016.

ASFOUR, M.; BASKOVSKI, E.; ESENBOĞA, K.; KUMBASAR, D. Association between lower extremity arterial disease and various sitting positions. **Anatol J Cardiol**, n. 26, p. 180-188, 2022.

ASSOCIAÇÃO BRASILEIRA DAS EMPRESAS DE PESQUISA (ABEP). **Critério Padrão de Classificação Econômica Brasil**. São Paulo, p. 1-3, 2013.

ASFAW, A. G.; CHANG-CHIA, C.; RAY-TAPAS, K. Workplace mistreatment and sickness absenteeism from work: Results from the 2010 National Health Interview survey. **American Journal of Industrial Medicine**, v. 57, n. 2, p. 202-213, 2014.

ATKINSON, J. A.; PAGE, A.; WELLS, R.; MILAT, A.; WILSON, A. A modelling tool for policy analysis to support the design of efficient and effective policy responses for complex public health problems. **Implement. Sci.**, n. 10, p. 26, 2015.

AVILA-PALENCIA, I. The effects of transport mode use on self-perceived health, mental health, and social contact measures: A cross-sectional and longitudinal study. **Environment International**, n. 120, p. 199-206, 2018.

BAICKER, K.; CUTLER, D.; SONG, Z. Workplace wellness programs can generate savings. **Health Aff (Mill-wood)**, v. 29, n. 2, p. 304-311, 2010.

BAILE, D. P.; HEWSON, D. J.; CHAMPION, R. B.; SAYEGH, S. M. Sitting time and risk of cardiovascular disease and diabetes: a systematic review and meta-analysis. **American Journal of Preventive Medicine**, n. 57, p. 408-416, 2019.

BAILEY D. P.; HEWSON, D. J.; CHAMPION, R. B.; SAYEGH, S. M. Sitting time and risk of cardiovascular disease and diabetes: a systematic review and meta-analysis. **American Journal of Preventive Medicine**, n. 57, p. 408-416, 2019.

BAKKER, A. B.; DEMEROUTI, E.; SANZ-VERGEL, A. I. Burnout and Work Engagement: The JD–R Approach. Annu. **Rev. Organ. Psychol. Organ. Behav.**, n. 1, p. 389-411, 2014.

BALASTEGHIN, F. S. M. M.; MARRONE, L. C.; SILVA-JÚNIOR, J. S. Absenteísmo doença de curta duração entre operadores de telemarketing. **Rev. Bras Med Trab.**, v. 12, n. 1, p. 16-20, 2014.

BANKERT, B. C. C.; POPE, J. E.; WELLS, A. (Regional Economic Activity and Absenteeism: A New Approach to Estimating the Indirect Costs of Employee Productivity Loss. **Population Health Management**, v. 18, n. 1, p. 47-53, 2015.

BARBOSA, R. E. C.; FONSECA, G. C.; AZEVEDO, D. S. A. da S. de; SIMÕES, M. R. L.; BARELLO, S.; CARUSO, R.; PALAMENGHI, L.; NANIA, T.; DELLAFIORE, F.; BONETTI, L.; SILENZI, A.; MAROTTA, C.; GRAFFIGNA, G. Factors associated with emotional exhaustion in healthcare professionals involved in the COVID-19 pandemic: an application of the job demands-resources model. **Int. Arch. Occup. Environ. Health**, v. 94, p. 1751-1761, 2021.

BARROS, M. B. A. Auto-avaliação de saúde. *In:* CESAR, C. L. G.; CARANDINA, L., ALVES, M. C. G. P.; BARROS, M. B. A.; GOLDBAUM, M. (org.). Saúde e condição de vida em São Paulo. **Inquérito multicêntrico de saúde no Estado de São Paulo - ISA-SP**. São Paulo: Faculdade de Saúde Pública, Universidade de São Paulo, p. 173-82, 2005.

BASTOS, V. G. A; SARAIVA, P. G. C.; SARAIVA, F. P. Absenteísmo-doença no serviço público municipal de Vitória. **Rev. Bras. Med. Trab.**, v. 14, n. 3, p. 192-201, 2016.

BAUMAN, A. E.; REIS, R. S.; SALLIS, J. F.; WELLS, J. C.; LOOS, R. J.; MARTIN, B. W. Correlates of physical activity: why are some people physically active and others not? **Lancet**, n. 380, p. 258-271, 2012.

BAUMGARTEL, H.; SOBOL, R. Background and organizational factors in absenteeism. **Personal Psychology**, n. 12, p. 431-443, 1959.

BAYDOUN, M.; DUMIT, N.; DAOUK-ÖYRY, L. What do nurse managers say about nurses' sickness absenteeism? A new perspective. **Journal of Nursing Management**, v. 24, n. 1, p. 97-104, 2016.

BAILEY, D. P. Sedentary behaviour in the workplace: prevalence, health implications and interventions. **Br Med Bull**, v. 137, n. 1, p. 42-50, 2021.

BERRÍOS-TORRES, S. I.; UMSCHEID, C. A.; BRATZLER, D. W.; LEAS, B.; STONE, E. C.; KELZ, R. R.; REINKE, C. E.; MORGAN, S.; SOLOMKIN, J. S.; MAZUSKI, J. E.; DELLINGER, E. P.; ITANI, K. M. F; BERBARI, E. F.; SEGRETI, J.; PARVIZI, J.; BLANCHARD, J.; ALLEN, G.; KLUYTMANS, J. A. J. W; DONLAN, R.; SCHECTER, W. P. Healthcare Infection Control Practices Advisory Committee. Centers for Disease Control and Prevention Guideline for the Prevention of Surgical Site Infection. **JAMA Surg.**, v. 152, n. 8, p. 784-791, 2017.

BENEDETTI, T. R. B.; RECH, C. R.; SANDRESCHI, P. F.; MANTA, S. W.; ALENCAR D. K. C.; ALMEIDA, F. Práticas exitosas em atividade física na

Atenção Primária à Saúde: elaboração do conceito. **SaudPesq.**, n. 13, p. 503-513, 2020.

BERNSTRØM, V. H.; HOUKES, I. A systematic literature review of the relationship between work hours and sickness absence. **Work & Stress**, v. 32, p. 84-104, 2018.

BERTOLUCI, M. C.; MOREIRA, R. O.; FALUDI, A. Brazilian guidelines on prevention of cardiovascular disease in patients with diabetes: a position statement from the Brazilian Diabetes Society (SBD), the Brazilian Cardiology Society (SBC) and the Brazilian Endocrinology and Metabolism Society (SBEM). **Diabetol Metab Syndr.**, n. 9, p. 53, 2017.

BEST, A. Systems Thinking and Health Promotion. **Am. J. Health Promot.**, v. 25, n. 4, 2011.

BLASCHE, G.; SZABO, B.; WAGNER-MENGHIN, M.; EKMEKCIOGLU, C.; GOLLNER, E. Comparison of rest-break interventions during a mentally demanding task. **Stress Health**, v. 34, n. 5, p. 629-638, 2018.

BLAU, G. Relationship of Extrinsic, Intrinsic, and Demographic Predictors to Various Types of Withdrawal Behaviors. **Journal of Applied Psychology**, v. 70, n. 3, p. 442-450, 1985.

BUREAU OF LABOR STATISTICS (BLS). **Absences from Work of Employed Full-Time Wage and Salary Workers by Occupation and Industry.** Washington: Bureau of Labor Statistics, United States Department of Labor, 2019a.

BOOTH, F. W.; ROBERTS, C. K.; LAYE, M. J. Lack of exercise is a major cause of chronic diseases. **Comprehensive Physiology**. v. 2, n. 2, p. 1143-1211, 2012.

BRBOROVIĆ, H.; DAKA, Q.; DAKAJ, K.; BRBOROVIĆ, O. Antecedents and associations of sickness presenteeism and sickness absenteeism in nurses: a systematic review. **International Journal of Nursing Practice**, v. 23, n. 6, p. 1-13, 2017.

BREY, C.; MIRANDA, F. M. D.; HAEFFNER, R.; CASTRO, I. R. S.; SARQUIS, L. M.; FELLI, V. E. The absenteeism among health workers in a public hospital at south region of Brazil. **Revista de Enfermagem do Centro Oeste Mineiro**, n. 7, p. 1135, 2017.

BRASIL. Pesquisa nacional de saúde, 2019: percepção do estado de saúde, estilos de vida, doenças crônicas e saúde bucal: Brasil e grandes regiões/ IBG. Coordenação de Trabalho e Rendimento, Ministério da Saúde, 2020.

BRASIL. Ministério da Saúde. Guia de atividade física para a população brasileira. Brasília, DF: MS, 2021c.

BRASIL. Ministério da Saúde (MS). Declaração de Santa Fé de Bogotá. Promoção da Saúde: Cartas de Ottawa, Adelaide, Sundsvall e Santa Fé de Bogotá. Brasília: Fiocruz; 1996, p. 41-47.

BRASIL. Ministério da Saúde. **Vigitel Brasil 2020:** vigilância de fatores de risco e proteção para doenças crônicas por inquérito telefônico: estimativas sobre frequência e distribuição sociodemográfica de fatores de risco e proteção para doenças crônicas nas capitais dos 26 estados brasileiros e no Distrito Federal em 2019. Brasília, MS, 2021b.

BRASIL. Ministério do Planejamento, Orçamento e Gestão. Instituto Brasileiro de Geografia e Estatística. Diretoria de Pesquisas. Coordenação de População e Indicadores Sociais. **Síntese de indicadores sociais:** uma análise das condições de vida da população brasileira. Rio de Janeiro: IBGE; 2018.

BRASIL. Ministério da Saúde. Secretaria de Atenção à Saúde. Departamento de Atenção Básica. **Programa Academia da Saúde:** caderno técnico de apoio a implantação e implementação, 2018.

BRASIL. Ministério da Saúde. Secretaria de Atenção Primária à Saúde. Departamento de Promoção da Saúde. **Guia de Atividade Física para a População Brasileira** [recurso eletrônico]. Brasília: 2021. 54 p.

BRAZILIAN GUIDELINES ON DIAGNOSIS AND TREATMENT OF METABOLIC SYNDROME]. **Arquivos Brasileiros de Cardiologia.** v. 84, suppl. 1, p. 1-28, 2005.

BREDIN, S. S.; JAMNIK, V.; GLEDHILL, N.; WARBURTON D. E. Effective Pre-Participation Screening and Risk Stratification. **Health-Related Exercise Prescription for the Qualified Exercise Professional**. 6. ed. Vancouver: Health & Fitness Society of BC. p. 1-30, 2016.

BRITO, F. A. Non-HDL-C goals based on the distribution of population percentiles in ELSA-Brasil: Is it time to change? **Atherosclerosis**, Belo Horizonte, v. 274, p. 243-250, 2018.

BROCK, L. T.; MARTINS, É. F; MIRANDA, E. O.; ALMEIDA, G. B.; MAGNI, L. de O.; BITELBRON, E. R.; KRUG, M. de R. Estágios de mudança de comportamento para prática de atividades física e a associação com as variáveis socioeconômicas de hipertensos e diabéticos. **Cuadernos De Educación Y Desarrollo**, v. 15, n. 10, p. 11025-11035, 2023.

BROOM, D. R.; MIYASHITA, M.; WASSE, L. K.; PULSFORD, R.; KING J. A.; THACKRAY, A. E.; STENSEL, D. J. Acute effect of exercise intensity and duration on acylated ghrelin and hunger in men. **Journal of Endocrinology**, n. 232, p. 411-422, 2017.

BUENO, D. R.; MARUCCI M. F.; CODOGNO, J. S., ROEDIGER, M. D. E. A. The costs of physical inactivity in the world: a general review. **Cien Saude Colet**. v. 21, n. 4, p. 1001-1010, 2016.

BULL, F. C; AL-ANSARI, S.S; BIDDLE, S; BORODULIN, K; BUMAN, M.P; CARDON, G; CARTY, C; CHAPUT, J.P; CHASTIN, S; CHOU, R; DEMPSEY, P.C; DIPIETRO, L; EKELUND, U; FIRTH, J; FRIEDENREICH, C.M; GARCIA, L; GICHU, M; JAGO, R; KATZMARZYK, PT; LAMBERT, E; LEITZMANN, M; MILTON, K; ORTEGA, F.B; RANASINGHE, C; STAMATAKIS, E; TIEDEMANN, A; TROIANO, R.P; VAN DER PLOEG, H.P; WARI, V; WILLUMSEN, J.F. World Health Organization 2020 guidelines on physical activity and sedentary behaviour. **Br J Sports Med**. v. 54, n. 24, p. 1451-1462, 2020.

BULL, F.; GOENKA, S.; LAMBERT, V.; PRATT, M. Physical activity for the prevention of cardiometabolic disease. *In:* PRABHAKARAN, D.; ANAND, S.; GAZIANO, T. A.; MBANYA, J.; WU, Y.; NUGENT, R. (ed.). **Disease Control Priorities**. 3. edition, v. 5. Washington DC: World Bank. p. 79-99, 2017.

BUHAI, I.; SEBASTIAN, E. C.; NIELS, W.-N. How Productive Is Workplace Health and Safety?. **The Scandinavian Journal of Economics**, v. 119, n. 4, p. 1086-104, 2017.

BUSS, P. M.; HARTZ, Z. M. de A.; PINTO, L. F.; ROCHA, C. M. F. Promoção da saúde e qualidade de vida: uma perspectiva histórica ao longo dos últimos 40 anos (1980-2020). **Ciência & Saúde Coletiva**, v. 25, n. 12, p. 4723-4735, 2020.

CABRERA, M. A. S.; JACOB, F. Obesidade em idosos: prevalência, distribuição e associação com hábitos e co-morbidades. **Arq. Bras. de Endocrinologia e Metabolismo**, v. 45, n. 5, p. 494-501, 2001.

CAMAPABA D. P. **Desenvolvimento e avaliação de projeto em qualidade de vida no trabalho (QVT)** – indicadores de produtividade e saúde nas organizações. 2011. 186 f. Dissertação (Mestrado em Engenharia de Produção) – Escola de Engenharia de São Carlos da Universidade de São Paulo, São Carlos, 2011.

CANDARI, C. J.; CYLUS, J.; NOLTE, E. **Assessing the economic costs of unhealthy diets and low physical activity**: an evidence review and proposed framework. Health policy series, 47. Copenhagen: WHO Regional Office for Europe, 2017.

CARRAPATO, C.; CORREIA P.; GARCIA B. Determinantes da saúde no Brasil: a procura da equidade em saúde. **Saúde Soc.**, São Paulo, v. 26, n. 3, p. 676-89, 2017.

CARVALHO, A. S.; ABDALLA, P. P.; SILVA, N. G. F.; GARCIA JÚNIOR, J. R.; MANTOVANI, A. M.; RAMOS, N. C. Exercício Físico e seus benefícios para a Saúde das Crianças: Uma revisão narrativa. **Revista CPAQV** – Centro de Pesquisas Avançadas em Qualidade de Vida, v. 13, 2021.

CARVALHO, F. F. B.; PINTO, T. J. P.; KNUTH, A. G. Atividade física e prevenção de câncer: evidências, reflexões e apontamentos para o Sistema Único de Saúde. **Rev. Bras. Cancerol**, v. 66, n. 2, p. 2-12886, 2020.

CASPERSEN, C. J.; POWELL, K. E.; CHRISTENSON, G. M. Physical activity, exercise, and physical fitness: definitionsand distinctions for health-related research. **Public Health Rep.**, v. 100, n. 2, p. 126-131, 1985.

CASTAÑO, C.; DOMINGUES, R.; ROMERO, R.; SALDARRIAGA, D.; CASTRO-OROZCO, C. Absenteeism and Associated Factors in Workers of a High-Level Educational Institution, Cartagena-Colombia. **Global Journal of Health Science**, v. 10, n. 12; 2018.

CASTILHO; D. S. G.; CAMPOS, W. D.; FERREIRA, D. F.; WAYNNE, S., JADSON M. D.; BOZZA, R.; GOMES, M. L. P.; ZAMPIER, U. A; STABELINI, N. A. O tempo sentado está associado aos fatores de risco cardiometabólicos em adolescentes?. **Revista Brasileira de Atividade Física & Saúde**, [S. l.], v. 25, p. 1–7, 2020. DOI: 10.12820/rbafs.25e0132. Disponível em: https://rbafs.org.br/RBAFS/article/view/14147. Acesso em: 15 dez. 2024.

CASTILLO RASCÓN, M. S.; CASTRO OLIVERA, C.; SÁNCHEZ, A.; CEBALLOS, B. H.; PIANESI, M. E.; MALARCZUK, C.; SÁNCHEZ, A. Ausentismo laboral y factores de riesgo cardiovascular en empleados públicos hospitalarios. **Acta Bioquímica Clínica Latinoamericana**, v. 50, n. 1, p. 37-44, 2016.

CATAPANO, A. L.; GRAHAM, I.; BACKER, G. de; WIKLUND, O.; CHAPMAN, M. J.; DREXEL, H.; HOES, A. W.; JENNINGS, C. S.; LANDMESSER, U.; PEDERSEN, T. R.; REINER, Ž.; RICCARDI, G.; TASKINEN, M. R.; TOKGOZOGLU, L.; VERSCHUREN, W. M. M.; VLACHOPOULOS, C.; WOOD, D. A.; ZAMORANO, J. L.; COONEY, M. T. ESC Scientific Document Group. Guidelines for the Management of Dyslipidaemias. **Eur Heart J.**, v. 14, n. 37, p. 2999-3058, 2016.

CEBALLOS-VÁSQUEZ, P.; ROLO-GONZÁLEZ, G.; HÉRNANDEZ-FERNAUD, E.; DÍAZ-CABRERA, D.; PARAVIC-KLIJN, T.; BURGOS-MORENO, M. Psychosocial factors and mental work load: a reality perceived by nurses in intensive care units. **Revista Latino-Americana de Enfermagem**, v. 23, n. 2, p. 315-322, 2015.

CÉDRICK T. B.; CHEVAL, B. Sitting vs. standing: an urgent need to rebalance our world, **Health Psychology Review**, 2022. DOI: 10.1080/17437199.2022.2150673.

CENTERS FOR DISEASE CONTROL AND PREVENTION. Workplace Health Promotion. Workplace health model, 2016.

CHAROENSUKMONGKOL, P.; PUYOD, J. V. Influence of transformational leadership on role ambiguity and work–life balance of Filipino University employees during COVID-19: Does employee involvement matter? **Int. J. Leadersh. Educ.**, p. 1-20, 2021.

CHAU, J. Y.; VAN DER PLOEG H. P.; MEROM, D.; CHEY, T.; BAUMAN, A. E. Crosssectional associations between occupational and leisure-time sitting, physical activity and obesity in working adults. **Preventive Medicine**, v. 54, p. 195-200, 2012.

CHAWLA, L. Childhood nature connection and constructive hope: a review of research on connecting with nature and coping with environmental loss. **People Nat.**, v. 2, n. 3, p. 619-642, 2020;

CHEN, Y. C.; WALHIN, J. P.; HENGIST, A.; GONZALEZ, J. T.; BETTS, J. A.; THOMPSON D. Interrupting prolonged sitting with intermittent walking increases postprandial gut hormone responses. **Medicine and Science in Sports and Exercise**, n. 54, p. 1183-1189, 2022.

CHINELLI, F.; VIEIRA, M.; SCHERER, M. D. A. Trajetórias e subjetividades no trabalho de técnicos de enfermagem no Brasil. **Laboreal**, n. 15, p. 1, 2019.

CHU, A. H. Y.; NG, S. H. X.; TAN, C. S.; WIN, A. M.; KOH, D.; MÜLLER-RIE-MENSCHNEIDER, F. A systematic review and meta-analysis of workplace intervention strategies to reduce sedentary time in white-collar workers. **Obesity Reviews**, v. 17, n. 5, p. 467-481, 2016.

CLIMIE, R.E; WHEELER, M.J; GRACE, M.; LAMBERT, E.A; COHEN, N.; OWEN, N.; KINGWELL, B.A.; DUNSTAN, D.W.; GREEN, D.J. Simple intermittent resistance activity mitigates the detrimental effect of prolonged unbroken sitting on arterial function in overweight and obese adults. **J Appl Physiol**, v. 125, n. 6, p. 1.787-1.794, 2018.

COLUCCIO, P. Á.; MUNOZ, C. C.; FERRER, U. R. Situación contractual y su relación com satisfacción laboral, clima organizacional y absentismo en docentes. **Salud & Sociedad**, v. 7, n. 1, p. 98-111, 2016.

CONWAY, P. M.; HØGH, A.; BALDUCCI, C.; EBBESEN, D. K. **Workplace Bullying and Mental Health.** In Pathways of Job-Related Negative Behaviour. Springer: Berlin/Heidelberg, Germany, 2021, p. 101-128.

CORRÊA, P.; OLIVEIRA, P. A. B. O absenteísmo dos servidores públicos estaduais de Santa Catarina. **Revista Praksis**, n. 17, p. 57-76, 2020.

CUCCHIELLA, F.; GASTALDI, M.; RANIERI, L. Managing Absenteeism in the workplace: the case of an Italian multiutility company. **Procedia - Social and Behavioral Sciences**, n. 150, p. 1157-1166, 2014.

DA CUNHA, A. T. O.; PEREIRA, H. T.; DE AQUINO, S. L. S. Inadequacies in the habitual nutrient intakes of patients with metabolic syndrome: a cross-sectional study. **Diabetol Metab Syndr**, n. 8, p. 32, 2016.

DALLAM, G. M.; FOUST, C. P. A Comparative Approach to Using the Diabetes Prevention Program to Reduce Diabetes Risk in a Worksite Setting. **Health Promotion Practice**, v. 14, n. 2, p. 199-204, 2013.

DARVIRI, C.; ARTEMIADIS, A. K.; TIGANI, X.; ALEXOPOULOS, E. C. Lifestyle and self-rated health: a cross-sectional study of 3,601 citizens of Athens, Greece. **BMC Public Health**, v. 11, n. 619, p. 1-9, 2011.

DA SILVA, R. R.; GAVIOLI, A.; MARANGONI, S. R.; HUNGARO, A. A.; SANTANA, C. J.; DE OLIVEIRA, M. L. F. Risco relacionado ao consumo de tabaco e álcool em homens trabalhadores metalúrgicos/ Risk related to comsumption of tobacco and alcohol in men metalurgical workers. **Cienc. Cuid. Saúde**, 2018.

DAUBERT, H.; FERKO-ADAMS, D.; RHEINHEIMER, D.; BRECHT, C. Metabolic Risk Factor Reduction Through A Worksite Health Campaign: A Case Study Design. **Journal of Public Health Informatics**, v. 4, n. 2, 2012.

DEMPSEY, P. C.; BIDDLE, S. J. H.; BUMAN, M. P.; CHASTIN, S.; EKELUND, U.; FRIEDENREICH, C. M.; BULL, F. New global guidelines on sedentary behaviour and health for adults: broadening the behavioural targets. **Int J Behav Nutr Phys Act**, v. 17, n. 1, p. 151, 2020.

DE NEVE, J.; DIENER, E.; TAY, L.; XUEREB, C. **The Objective Benefits of Subjective Well-Being.** Centre for Economic Performance, London, 2013, p. 1-35.

DING, D.; LAWSON, K. D.; KOLBE-ALEXANDAR, T. L.; FINKELSTEIN, E. A.; KATZMARZYK, P. T.; VAN MECHELEN, W. The economic burden of physical inactivity: a global analysis of major non-communicable diseases. **Lancet,** v. 388, n. 10051, p. 1311-24, 2016.

DING, D. Surveillance of global physical activity: progress, evidence, and future directions. **Lancet Glob Health. Australia,** v. 6, n. 10, p. 1046-1047, 2018.

DUARTE, A. C. A. M.; ALCÂNTARA, M. A. de. Prevalência e fatores associados à autoavaliação negativa de saúde entre trabalhadores da rede municipal de saúde de Diamantina, Minas Gerais. **Epidemiol. Serv. Saúde,** Brasília, v. 29, n. 2, p. e2019358, 2020.

DUARTE, A. C. M.; LEMOS, A. C.; ALCANTARA, M. A. Fatores de risco para absenteísmo de curta duração em um hospital de médio porte. **Ciência & Saúde Coletiva,** v. 25, n. 4, p. 405-413, 2017.

DUNSTAN, D. W.; DOGRA, S.; CARTER, S. E., OWEN, N. Sit less and move more for cardiovascular health: emerging insights and opportunities. **Nat Rev Cardiol.,** v. 18, n. 9, p. 637-48, 2021.

DYRBYE, L. N.; SHANAFELT, T. D.; JOHNSON, P. O.; JOHNSON, L. A.; SATELE, D.; WEST, C. P. A cross-sectional study exploring the relationship between burnout, absenteeism, and job performance among American nurses. **BMC Nurs,** n. 18, p. 57, 2019.

EGAN, B.M.; ZHAO, Y.; AXON, R.N. US trends in prevalence, awareness, treatment, and control of hypertension, 1988-2008. **JAMA,** v. 26, n. 20, p. 2.043-50, 2010.

EMPRESA DE TECNOLOGIA E INFORMAÇÕES DA PREVIDÊNCIA SOCIAL - DATAPREV. Anuário Estatístico de Acidentes de Trabalho-AEAT. Brasilia: Ministerio da Previdência Social, 2013.

ESCOBAR-ARAMBURO, M. F.; DUARTE-SUÁREZ, M. L.; CAICEDO--CAMPO, L.; GARCÍA, M. M.; VALDERRAMA-AGUIRRE, A.; CRUZ, A. M. Ausentismo Laboral por Enfermedad de Origen Infeccioso en una Institución Forense. **Revista Colombiana de Salud Ocupacional**, v. 3, n. 2, p. 6, 2015.

EUROPEAN JOURNAL OF EPIDEMIOLOGY. Research Centrer. COVID-19 Pandemic Continues to Reshape Work in America. Retrieved from, v. 33, n. 9, p. 811-829, 2022.

EU-OSHA. Calculating the Cost of Work-Related Stress and Psychosocial Risks, 2014.

EUROFOUND. BURNOUT IN THE WORKPLACE: A Review of Data and Policy Responses in the EU; Publications Office of the European Union: Luxembourg, p. 1-41, 2018.

FANG, Y. Y.; HUANG, C. Y.; HSU, M. C. Effectiveness of a physical activity program on weight, physical fitness, occupational stress, job satisfaction and quality of life of overweight employees in high-tech industries: a randomized controlled study. **International Journal of Occupational Safety and Ergonomics**, n. 25, p. 621-9, 2019.

FERRAZ, A. de F; VIANA, M. V.; RICA, R. L.; BOCALINI, D. S.; BATTAZZA, R. A.; MIRANDA, M. L. de J. Efeitos da atividade física em parâmetros cardiometabólicos de policiais: revisão sistemática. **ConScientiae Saúde**, n. 17, p. 356-70, 2018.

SALMELA, J; L.; JOUNI, M.; ELINA; P.O.; RAHKONEN, O.; KANERVA, N. Associations of changes in diet and leisure-time physical activity with employer's direct cost of short-term sickness absence. **European Journal of Sport Science**, v. 20, n. 2, p. 240-248, 2020.

FOX, K. E.; JOHNSON, S. T.; BERKMAN, L. F.; SIANOJA, M.; SOH, Y.; KUB-ZANSKY, L. D.; KELLY, E. L. Work & Stress Organisational- and group-level workplace interventions and their effect on multiple domains of worker well-being: A systematic review. **Work Stress**, n. 36, p. 30-59, 2021.

FRANKLIN, B. A.; BILLECKE, S. Putting the benefits and risks of aerobic exercise in perspective. **Current Sports Medicine Reports**, v. 11, n. 4, p. 201-208, 2012.

FREIRE, R. H.; ALVAREZ-LEITE, J. I. Appetite control: hormones or diet strategies? **Current Opinion in Clinical Nutrition and Metabolic Care**, n. 23, p. 328-335, 2020.

FLEGAL, K. M.; CARROLL, M. D.; OGDEN, C. L.; CURTIN, L. R. Prevalence and trends in obesity among US adults, 1999–2008. **JAMA**, v. 303, n. 3, p. 235-241, 2010.

FLORINDO, A. A.; HALLAL, P. C. (org.). **Epidemiologia da atividade física**. Rio de Janeiro: Ateneu, 2021.

FLORES, L. I.; VILELA, L. O.; BORELLI, L. M.; GOULART, J. e; CAMARGO, M. L. O absenteísmo enquanto indicador para o processo de gestão de pessoas nas organizações e atenção à saúde do trabalhador. **Rev. Laborativa**, n. 5, p. 47-65, 2016.

FITZGERALD, S.; KIRBY, A.; MURPHY, A.; GEANEY, F. Obesity, diet quality and absenteeism in a working population. **Public Health Nutrition**, v. 19, n. 18, p. 3287-3295, 2016.

FUKUSHIMA, N.; MACHIDA, M.; KIKUCHI, H.; AMAGASA, S.; HAYASHI, T.; ODAGIRI, Y.; INOUE, S. Associations of working from home with occupational physical activity and sedentary behavior under the COVID-19 pandemic. **Journal of Occupational Health**, v. 63, n. 1, 2021.

FUZINATTO, A. R. H.; NASCIMENTO S.; DALBOSCO I. B. Impacto do absenteísmo em uma agroindústria catarinense. **REUNA**, n. 22, p. 89-111, 2017.

GABBAY, M.; TAYLOR, L.; SHEPPARD, L. NICE guidance on long-term sickness and incapacity. **Br J Gen Pract.**, n. 61, p. 118-24, 2011.

GARTEN, R. S.; SCOTT, M. C.; ZÚNIGA, T. M.; HOGWOOD, A. C.; FRALIN, R. C.; WEGGEN, J. A prior high-intensity exercise bout attenuates the vascular dysfunction resulting from a prolonged sedentary bout. **J Phys Act Health**, n. 16, p. 916-924, 2019.

GILES-CORTI, B.; VERNEZ-MOUDON, A.; REIS, R.; TURRELL, G.; DAN-NERBERG, A. L.; BADLAND, H. City planning and population health: a global challenge. **Lancet**, n. 388, p. 2912-24, 2016.

GLADWELL, V. F.; BROWN, D. K.; WOOD, C.; SANDERCOCK, G. R.; BARTON, J. L. The great outdoors: how a green exercise environment can benefit all. **Extrem Physiol Med**. v. 2, n. 1, p. 3, 2013.

GLBD, Risk Factors Collaborators. Global, regional, and national comparative risk assessment of 84 behavioural, environmental and occupational, and metabolic risks or clusters of risks, 1990–2016: a systematic analysis for the Global Burden of Disease Study 2016. **Lancet**, 2017.

GLOBAL ACTION PLAN ON PHYSICAL ACTIVITY 2018–2030: More Active People for a Healthier World. World Health Organization, 2018.

GOMERO, R.; MURGUIA, L.; CALIZAYA, L.; MEJIA, C. R.; SANCHEZ, B. A. Association between the Increase in Body Mass Index and Medical Absenteeism in a Peruvian Mining Population. **Int J Occup Environ Med**, v. 9, n. 3, p. 129-136, 2018.

GONÇALVES, M.; PRADO, M. A. R.; SILVA, S. S.; SANTOS, K. S.; ARAUJO, P. N.; FORTUNA, C. M. Work and Leprosy: women in their pains, struggles and toils. **Revista Brasileira de Enfermagem**, n. 7, suppl.1, p. 660-7, 2018.

GUIMARÃES, R. S. O.; CASTRO, H. A. O absenteísmo entre os servidores civis de um hospital militar. **Pesq. Nav.**, n. 20, p. 74-78, 2007.

GREMAUD, A. L.; CARR, L. J.; SIMMERING, J. E.; EVANS, N. J.; CREMER, J. F.; SEGRE, A. M.; POLGREEN, L. A.; POLGREEN, P. M. Gamifying accelerometer use increases physical activity levels of sedentary office workers. **J Am Heart Assoc.**, n. 7, 2018.

GRINZA, E.; RYCX, F. Impacto of sickness Absenteeism on Firm Productivity: New Evidence from Belgian Mached Employer – Employee Panel Data. **Industrial relations**, v. 59, n. 1, 2020.

GUTHOLD, R.; STEVENS, G. A.; RILEY, L. M.; BULL, F. C. Worldwide trends in insufficient physical activity from 2001 to 2016: a pooled analysis of

358 population-based surveys with 1·9 million participants. **Lancet Glob Health**, n. 6, p. 1077-86, 2018.

HAKANEN, J. J.; PERHONIEMI, R.; TOPPINEN-TANNER, S. Positive gain spirals at work: From job resources to work engagement, personal initiative and work-unit innovativeness. **J. Vocat. Behav.**, n. 73, p. 78-91, 2008.

HANEBUTH, D.; MEINEL, M.; FISCHER, J. E. Health-related quality of life, psychosocial work conditions, and absenteeism in an industrial sample of blue- and white-collar employees: a comparison of potential predictors. Journal of occupational and environmental medicine. **American College of Occupational and Environmental Medicine**, v. 48, n. 1, p. 28-37, 2006.

HANG, J. D.; ZHONGJIE, X.; WEI, H. Trends in LDL-c and Non-HDL-c Levels with age. **Aging and Disease**. Changai, China. v. 11, n. 5, p. 1046-1057, 2020.

HASSAN, S.; DEHART-DAVIS, L.; JIANG, Z. How empowering leadership reduces employee silence in public organizations. **Public Adm.**, n. 97, p. 116-131, 2019.

HAZELL, T. J.; ISLAM, H.; TOWNSEND, L. K.; SCHMALE, M. S.; COPELAND, J. L. Effects of exercise intensity on plasma concentrations of appetite-regulating hormones: potential mechanisms. **Appetite**, n. 98, p. 80-88, 2016.

HEALY, G. N.; WINKLER, E. A.; OWEN, N.; ANURADHA, S.; DUNSTAN, D. W. Replacing sitting time with standing or stepping: associations with cardio-metabolic risk biomarkers. **Eur Heart J.**, n. 36, p. 2643-2649, 2015.

HENSCHEL, B.; GORCZYCA, A. M.; CHOMISTEK, A. K. Time spent sitting as an independent risk factor for cardiovascular disease. **Am J Lifestyle Med.**, n. 14, p. 204-215, 2020.

HILL, H. D. Paid Sick Leave and Job Stability. **Work and occupations**, v. 40, n. 2, 2013.

HÖFELMANN, D. A.; BLANK N. Association between self-reported diseases and symptoms and self-rated health. **Cad. Saúde Pública**, v. 24, n. 5, p. 983-92, 2008.

NIKS, I. M. W.; VELDHUIS, G. A.; VAN ZWIETEN, M. H. J.; SLUIJS, T.; WIEZER, N. M.; WORTELBOER, H. M. Individual Workplace Well-Being Captured into a Literature- and Stakeholders-Based Causal Loop Diagram. **Int J Environ Res Public Health**, v. 19, n. 15, p. 8925, 2022.

HOLTERMANN, A.; COENEN, P.; AHMADI, M. N.; STAMATAKIS, E.; STARKER, L. Standing in the shadows: is standing a tonic or a toxin for cardiometabolic health?. **British Journal of Sports Medicine**, n. 58, p. 1173-1174, 2024.

HOLMSTRUP, M. E.; FAIRCHILD, T. J.; KESLACY, S.; WEINSTOCK, R. S.; KANALEY, J. A. Satiety, but not total PYY, is increased with continuous and intermittent exercise. **Obesity**, n. 21, p. 2014-2020, 2013.

HOLTERMANN, A.; MORTENSEN, O. S.; BURR, H.; SØGAARD, K.; GYNTELBERG, F.; SUADICANI, P. Long work hours and physical fitness: 30-year risk of ischaemic heart disease and all-cause mortality among middle-aged Caucasian men. **Heart**, v. 96, n. 20, p. 1638-44, 2010.

HOWARD, J. T.; POTTER, L. B. An assessment of the relationships between overweight, obesity, related chronic health conditions and worker absenteeism. **Obesity Research & Clinical Practice**, v. 8, n. 1, 2014.

HOWLETT, S. E.; RUTENBERG, A. D.; ROCKWOOD, K. The degree of frailty as a translational measure of health in aging. **Nat Aging**, v. 1, n. 8, p. 651-665, 2021.

HUANG, Y.; LI, L.; GAN, Y.; WANG, C.; JIANG, H.; CAO, S.; LU, Z. Sedentary behaviors and risk of depression: a meta-analysis of prospective studies. **Translational Psychiatry**, v. 10, n. 1, p. 26, 2020.

IBGE. Pesquisa Nacional de Saúde 2019: percepção do estado de saúde, estilos de vida, doenças crônicas e saúde bucal. Rio de Janeiro: IBGE, 2020.

IYER, H. S.; DEVILLE, N. V.; STODDARD, O.; COLE, J.; MYERS, S. S.; LI, H.; GOLDEN, C. D. Sustaining planetary health through systems thinking: Public health's critical role. **SSM-Population Health**, n. 15, p. 100844, 2021.

INTERNATIONAL SOCIAL SECURITY ASSOCIATION. Who returns to work and why?. Evidence and policy implications from a new disability and work reintegration study, 2002.

ISPAH. International Society for Physical Activity and Health. The Bangkok Declaration on Physical Activity for Global Health and Sustainable Development. Br J Sports Med. Oxford, v. 51, n. 19, p. 1389-1391, 2017.

JARCZOK, M. N.; KLEBER, M. E.; KOENIG J.; LOERBROKS, A.; HERR, R. M.; HOFFMANN, K.; FISCHER, J. E.; BENYAMINI, Y.; THAYER, J. F. Investigating the associations of self-rated health: heart rate variability is more strongly associated than inflammatory and other frequently used biomarkers in a cross-sectional occupational sample. **PLoS One**. v. 18;10, n. 2, p. 0117196, 2015.

JIMÉNEZ, P. D.; CARBONELL, B. A.; LAVIE, C. J. Physical exercise as therapy to fight against the mental and physical consequences of COVID-19 quarantine: Special focus in older people published online a head of print. **Journal of Physical Activity and Health**, n. 63, p. 3, 2020.

KANERVA, N.; PIETILÄINEN, O.; LALLUKKA, T.; RAHKONEN, O.; LAHTI, J. Unhealthy lifestyle and sleep problems as risk factors for increased direct employers' cost of short-term sicknessabsence. Scandinavian Journal of Work. **Environmental &Health**, v. 44, n. 2, p. 192-201, 2018.

KAZI, A.; HASLAM, C.; DUNCAN, M.; CLEMES, S.; TWUMASI, R. Sedentary behaviour and health at work: an investigation of industrial sector, job role, gender and geographical differences. **Ergonomics**, v. 62, n. 1, p. 21-30, 2019.

KEYSER, E,; ADEOLUWA, A. S.; FOURIE, R. Time pressure, life satisfaction and absenteeism of employees of shift work within the mining industry in South Africa. **International Journal Of Social Sciences And Humanity Studies**, v. 12, n. 2, 2020,

KHERA, A. V.; EMDIN, C. A.; DRAKE, I.; NATARAJAN, P.; BICK, A. G.; COOK, N. R.; CHASMAN, D. I.; BABER, U.; MEHRAN, R.; RADER, D. J.; FUSTER, V.; BOERWINKLE, E.; MELANDER, O.; ORHO-MELANDER, M.; RIDKER, P. M.; KATHIRESAN, S. Genetic Risk, Adherence to a Healthy Lifestyle, and Coronary Disease. **The New England journal of medicine**, v. 375, n. 24, p. 2349-58, 2016.

KIVIMÄKI, M.; VIRTANEN, M.; KAWACHI, I.; NYBERG, S. T.; ALFREDSSON, L.; BATTY, G. D.; BJORNER, J. B.; BORRITZ, M.; BRUNNER, E. J.; BURR, H. Long working hours, socioeconomic status, and the risk of incident type 2 diabetes: a meta-analysis of published and unpublished data from 222 120 individuals. **Lancet Diabetes Endocrinol**, v. 3, n. 1, p. 27-34, 2015.

KREKEL, C.; WARD, G.; DE NEVE, J. E. Employee Wellbeing, Productivity, and Firm Performance. **SSRN Electron. J.**, n. 4, 2019.

KREOUZI, M.; THEODORAKIS, N.; CONSTANTINOU, C. Lessons learned from blue zones, lifestyle medicine pillars and beyond: an update on the contributions of behavior and genetics to wellbeing and longevity. **Am J Lifestyle Med**. Forthcoming, v. 18, n. 6, p. 750-765, 2022.

KORPELA, K.; ROOS, E.; LALLUKKA, T.; RAHKONEN, O.; LAHELMA, E.; LAAKSONEN, M. Different measures of body weight as predictors of sickness absence. **Scandinavian Journal of Public Health**, v. 41, n. 1, p. 25-31, 2013.

KRAMER, M. M. D.; ARENA, V.; VENDITTI, E.; MEEHAN, R.; MILLER, R.; VANDERWOOD, K.; KRISKA, A. M. Improving Employee Health: Evaluation of a Worksite Lifestyle Change Program to Decrease Risk Factors for Diabetes and Cardiovascular Disease. Journal of occupational and environmental medicine. **American College of Occupational and Environmental Medicine**, v. 57, n. 3, p. 284-291, 2015.

LANCET PUBLIC HEALTH. No public health without planetary health. **Lancet Public Health**, v. 7, n. 4, p. 91, 2022.

LEÃO, A. L. M.; BARBOSA-BRANCO, A.; NETO, E. R.; RIBEIRO, C. A.; TURCHI, M. D. Absenteísmo-doença no serviço público municipal de Goiânia. **Rev Bras Epidemiol.**, v. 18, n. 1, p. 262-277, 2015.

LEAVELL, H.; CLARK E. G. **Medicina Preventiva.** São Paulo: McGraw--Hill Inc., 1976.

LEE, I. M.; SHIROMA, E. J.; LOBELO, F.; PUSKA, P.; BLAIR, S. N.; KATZ-MARZYK, P. T. Effect of physical inactivity on major non-communicable diseases worldwide: an analysis of burden of disease and life expectancy. **Lancet**, v. 380, n. 9838, p. 219-229, 2012.

LEIJTEN, F. R.; VAN DEN HEUVEL, S. G.; YBEMA, J. F.; VAN DER BEEK, A. J.; ROBROEK, S. J.; BURDORF, A. The influence of chronic health problems on work ability and productivity at work: A longitudinal study among older employees. **Scandinavian Journal of Work, Environmental & Health**, v. 40, n. 5, p. 473-482, 2014.

LEYNEN, F.; BACKER, G. D.; PELFRENE, E.; CLAYS, E.; KITTEL, F.; MOREAU, M.; KORNITZER, M. Increased absenteeism from work among aware and treated hypertensive and hypercholesterolaemic patients. **European Journal of Cardiovascular Prevention & Rehabilitation**, v. 13, n. 2, p. 261-267, 2006.

LLORENS-GUMBAU, S.; SALANOVA-SORIA, M. Loss and gain cycles? A longitudinal study about burnout, engagement and self-efficacy. **Burn. Res.**, n. 1, p. 3-11, 2014.

LOPES, S. A. P.; PELAI, E. B.; FOLTRAN, F. A.; BIGATON, D. R.; TEODORI, R. M. Risco ergonômico e distúrbio osteomuscular relacionado ao trabalho em trabalhadores de fabricação de máquinas e equipamentos. **Cad Bras Ter Ocup.**, n. 25, p. 743-750, 2017.

LOUREIRO, N.; CALMEIRO, L.; MARQUES, A.; GOMEZ-BAYA, D.; MATOS, M. G. de. The role of blue and green exercise in planetary health and wellbeing. **Sustainability**, v. 13, n. 19, p. 10829, 2021.

LI, Y.; GULDENMUND, F. W. Safety management systems: a broad overview of the literature. **Safety Science**, n. 103, p. 94-123, 2018.

LIE, J. A. S.; ARNEBERG, L.; GOFFENG, L. O.; GRAVESETH, H. M.; LIE, A.; LJOSÅ, G. H.; MATRE, D. **Arbeidstid og helse.** Oppdatering av en systematisk litteraturstudie. Statens arbeidsmiljøinsitutt: Oslo, v. 15, 2014.

LIGUORI, G.; KENNEDY, D. J.; NAVALTA, J. W. Fitness wearables. **ACSMs Health Fit J.**, v. 22, n. 6. p. 6-8, 2018

LITTLEJOHNS, L. B.; BAUM, F.; LAWLESS, A.; FREEMAN, T. The value of a causal loop diagram in exploring the complex interplay of factors that influence health promotion in a multisectoral health system in Australia. Health Res. **Policy Syst.**, n. 16, p. 126, 2018.

LIVINGSTON, G.; SOMMERLAD, A.; ORGETA, V.; COSTAFREDA, S. G.; HUNTLEY, J.; AMES, D. Dementia prevention, intervention, and care. **Lancet**, v. 16, n. 39, p. 2673-2734, 2017.

LOSINA, E.; YANG, H. Y.; DESHPANDE, B. R.; KATZ, J. N.; COLLINS, J. E. Physical activity and unplanned illness- related work absenteeism: Data from an employee wellness program. **PLoS ONE**, v. 12, n. 5, p. 0176872, 2017.

LUNDE, L. K.; FLOVIK, L.; CHRISTENSEN, J. O.; JOHANNESSEN, H. A.; FINNE, L. B.; JORGENSEN, I. L.; VLEESHOUWERS, J. The relationship between telework from home and employee health: a systematic review. **BMC Public Health**, v. 22, n. 1, p. 47, 2022.

MAES, I.; KETELS, M.; VAN DYCK, D.; CLAYS, E. The occupational sitting and physical activity questionnaire (OSPAQ): a validation study with accelerometer-assessed measures. **BMC Public Health**, v. 20, n. 1, p. 1072, 2020.

MAGALHÃES; F. O. S; ZANIN, L.; FLÓRIO, F. M. Avaliação do absenteísmo por motivo de doença em funcionários técnico administrativos de uma universidade federal. **Revista Brasileira de Pesquisa em Saúde**, v. 20, n. 1, p. 59-69, 2018.

MALACHIAS, M. V. B.; GOMES, M. A. M.; NOBRE, F.; ALESSI, A.; FEITOSA, A. D.; COELHO, E. B. 7th Brazilian Guideline of Arterial Hypertension:

Chapter 2 - Diagnosis and Classification. **Arq Bras Cardiol**. 3 suppl., n. 3, p. 7-13, 2016.

MALTA, D. C.; BERNAL, R. T. I.; ISER, B. P. M.; SZWARCWALD, C. L.; DUNCAN, B. B.; SCHMIDT, M. I. Fatores associados ao diabetes autorreferido segundo a Pesquisa Nacional de Saúde, 2013. **Rev Saude Publica**, 51 suppl., p. 1-12, 2017.

MANCZUK, M.; VAIDEAN, G.; DEHGHAN, M.; VEDANTHAN, R.; BOFFETTA, P.; ZATONSKI, W. A. Ideal cardiovascular health is associated with self-rated health status. The Polish Norwgian Study (PONS). **International Journal of Cardiology**, v. 230, p. 549-555, 2017.

MANZANO, E. A; LÓPEZ HERNÁNDEZ, E. Relación del sobrepeso y obesidad con el rendimiento laboral em trabajadores de una empresa metalmecánica en México. **Revista Colombiana de Salud Ocupacional**, v. 6, n. 4, p. 6, 2017.

MARIM, S. P. O Absenteísmo dos funcionários do setor de construção civil do estado do Espírito Santo. Dissertação (Mestrado em Administração) – Programa de Pós-Graduação em Administração da Fundação Instituto Capixaba de Pesquisas em Contabilidade, Economia e Finanças, Vitória, 2012.

MARMOT, M. The health gap: the challenge of an unequal world. **The Lancet**. Bloomsbury Publishing, London, v. 386, n. 10011, p. 2442-2444, 2015.

MARTINEZ-LOPEZ, E.; SALDARRIAGA-FRANCO, J. Sedentariness and absenteeism in the work setting. **Rev. Salud Publica**, Bogotá, v. 10, n. 2, p. 227-238, 2008.

MATTHEWS, C. E.; CHEN, K. Y.; FREEDSON, P. S.; BUCHOWSKI, M. S.; BEECH, B. M.; PATE, R. R.; TROIANO, R. P. Amount of time spent in sedentary behaviors in the United States, 2003-2004. **Am J Epidemiol.**, n. 167, p. 875-881, 2008.

MATTKE S.; LIU, H.; CALOYERAS, J. P.; HUANG, C. Y.; VAN BUSUM, K. R.; KHODYAKOV, D. **Workplace Wellness Programs Study**. Santa Monica, CA: RAND Health, 2013

MATTKE, S.; KAPINOS, K.; CALOYERAS, J.; TAYLOR, E. A.; BATORSKY, B.; LIU, H. **Incentives for Workplace Wellness Programs**: They Increase Employee Participation, but Building a Better Program Is Just as Effective. Santa Monica, CA: RAND Corporation, 2015.

MAVADDAT, N.; PARKER, R. A.; SANDERSON, S. M. J.; KINMONTH, A. L. Relationship of self-rated health with fatal and non-fatal outcomes in cardiovascular disease: a systematic review and meta-analysis. **PloS One**, v. 9, n. 7, p. 103509. 2014.

MAYLOR, B. D.; ZAKRZEWSKI-FRUER, J. K.; ORTON, C. J.; BAILEY, D. P. Short, frequent high-intensity physical activity breaks reduce appetite compared to a continuous moderate-intensity exercise bout. **Endocr Connect.**, v. 12, n. 2, p. 220259, 2022.

MACDONALD, B. W.; FITZSIMONS, C.; NIVEN, A. Using the COM-B model of behaviour to understand sitting behaviour in U.K. office workers. **Sport and Exercise Psychology Review**, n. 14, p. 23-32, 2018.

MENEGUCI, J.; GARCIA, C. A.; SASAKI, J. E.; JÚNIOR, J. S. V. [2016]. Atividade física e comportamento sedentário: fatores comportamentais associados à saúde de idosos. **Arquivos de Ciências do Esporte**, v. 4, n. 1, p. 27-28, 2018.

METE, E. M.; PERRY, T. L.; HASZARD, J. J.; HOMER, A. R.; FENEMOR, S. P.; REHRER, N. J.; SKEAFF, C. M.; PEDDIE, M. C. Interrupting prolonged sitting with regular activity breaks does not acutely influence appetite: a randomized controlled trial. **Nutrients**, v. 26, n. 10, p. 125, 2018.

MICHIE, S.; VAN STRALEN, M. M.; WEST, R. The behaviour change wheel: A new method for characterising and designing behaviour change interventions. **Implementation Sci.**, n. 6, p. 42, 2011.

MILNER, A.; WITT, K.; SPITTAL, M. J.; BISMARK, M.; GRAHAM, M.; LA MONTAGNE, A. D. The relationship between working conditions and self-rated health among medical doctors: evidence from seven waves of the Medicine In Australia Balancing Employment and Life (Mabel) survey. **BMC Health Services Research**, v. 17, n. 1, p. 1-10, 2017.

MINISTÉRIO DA SAÚDE. Guia de Atividade Física para a População Brasileira. Brasília, 2021.

MITCHELL, R. J.; BATES, P. Measuring health-related productivity loss. **Population health management.**, v. 14, n. 2, p. 93-8, 2011.

MISAEL, J. S.; de OLIVEIRA, A. G. Política Nacional de Promoção da Saúde: a importância da avaliação para sua implementação. **Contribuciones a las ciencias sociales**, v. 16, n. 8, p. 9487-504, 2023.

MONTEIRO, P.V.; SILVÉRIO, G. N.; FERREIRA, G. C.; CATTAFESTA, M.; RICA, R. L.; FERRAZ, A. de F.; VIANA, M. V.; SHIMOJO G. L.; SALAROLI, L. B. Self-rated health status and lifestyle factors: A cross-sectional study of human and natural science educators. **Revista Manual Therapy, Posturology & Rehabilitation Journal**, n. 16, p. 649, 2018.

MOREAU, M.; VALENTE, F.; MAK, R.; PELFRENE, E.; SMET, P. de; BACKER, G. de; KORNITZER, M. Obesity, body fat distribution and incidence of sick leave in the Belgian workforce: the Belstress study. **International Journal of Obesity**, n. 28, p. 574, 2004.

MOREIRA, W. C.; NÓBREGA, M. P. S. S.; LIMA, F. P. S.; LAGO, E. C.; LIMA, M. O. Efeitos da associação entre espiritualidade, religiosidade e atividade física na saúde/saúde mental: revisão sistemática. **Rev. Esc. Enferm. USP**, n. 54, p. 1-8, 2020.

MORISHIMA, T.; RESTAINO, R. M.; WALSH, L. K.; KANALEY, J. A.; FADEL, P. J.; PADILLA, J. Prolonged sitting-induced leg endothelial dysfunction is prevented by fidgeting. **Am J Physiol Heart Circ Physiol.**, n. 311; p. H177-H182, 2016.

MORRIS, J. N.; HEADY, J. A.; RAFFLE, P. A.; ROBERTS, C. G.; PARKS, J. W. Coronary Heart-disease and physical activity of work. **Lancet**, n. 265, v. (6796):1111-20, 1953.

MOSQUERA NAVARRO, R.; ORDONEZ CUBIDES, D.; GRAJALES, A. C. Ausentismo Laboral por Motivos de Salud en Operadores de una Empresa de Buses del Sistema de Transporte Masivo de Cali, Colombia. **Revista Colombiana de Salud Ocupacional**, v. 5, n. 4, p. 8, 2015.

MUNIR, F.; BIDDLE, S. J. H.; DAVIES, M. J.; STAND, M. A. T. Work (SMArT Work): using the behaviour change wheel to develop an intervention to reduce sitting time in the workplace. **BMC Public Health**, n. 18, p. 319, 2018.

MUCHINSKY, P. M. Employee Absenteeism: A Review of the Literature. **Journal of Vocational Behavior**, v. 10, p. 316-40, 1977.

NAKATA, A. Effects of long work hours and poor sleep characteristics on workplace injury among full-time male employees of small-and mediumscale businesses. **J Sleep Res.**, v. 20, n. 4, p. 576-84, 2011.

NAZARET, A.; SAPIRO, G. A large-scale observational study of the causal effects of a behavioral healthnudge. **Science Advances**, v. 9, n. 38, p. 1752, 2023.

NEWSOME, A. M.; REED, R.; SANSONE, J.; BATRAKOULIS, A.; MCAVOY, C.; PARROT, M. W. 2024 ACSM World-wide Fitness Trends: Future Directions of the Health and Fit-ness Industry. **ACSM´S Health & Fitness Journal**, v. 28, n. 1, p. 14-26, 2024.

NIEDHAMMER, I.; ISABELLE, B.; MARCEL, G.; ANNETTE, L.; ALICE G. Psychosocial Factors at Work and Sickness Absence in the Gazel Cohort: A Prospective Study. Occupational& Environmental Medicine, v. 55, n. 11, p. 735-41, 1998.

NIELSEN, K.; NIELSEN, M. B.; OGBONNAYA, C.; KÄNSÄLÄ, M.; SAARI, E.; ISAKSSON, K. Workplace resources to improve both employee well-being and performance: A systematic review and meta-analysis. **Work Stress**, n. 31, p. 101-120, 2017.

NIEUWENHUIJSEN, M. J. New urban models for more sustainable, liveable and healthier cities post covid19; reducing air pollution, noise and heat island effects and increasing green space and physical activity. **Environ Int.**, n. 157, p. 106850, 2021.

NIKS, I. M. W.; VELDHUIS, G. A.; VAN ZWIETEN, M. H. J.; SLUIJS, T.; WIEZER, N. M.; WORTELBOER, H. M. Individual Workplace Well-Being

Captured into a Literature- and Stakeholders-Based Causal Loop Diagram. **Int. J. Environ. Res. Public Health**, v. 22, n. 15, p. 8925, 2022.

NÜTZEL, A.; DAHLHAUS, A.; FUCHS, A.; GENSICHEN, J.; KÖNIG, H. H.; RIEDEL-HELLER, S. Self-rated health in multi- morbid older general practice patients: a cross- sectional study in Germany. **BMC Fam Pract.**, n. 15, p. 1, 2014.

OAKMAN, J.; KINSMAN, N.; STUCKEY, R.; GRAHAM, M.; WEALE, V. A rapid review of mental and physical health effects of working at home: how do we optimise health? **BMC Public Health**, v. 20, v. 1, p. 1825, 2020.

OGDEN, C. L.; CARROLL, M. D.; KIT BK, FLEGAL KM. Prevalence of obesity among adults: United States, 2011–2012. **National Center for Health Statistics**, n. 131, p. 1-8, 2013.

O'DONOVAN, G.; STENSEL, D.; HAMER, M.; STAMATAKIS, E. The association between leisure-time physical activity, low HDL-cholesterol and mortality in a pooled analysis of nine population-based cohorts. **Eur. J. Epidemiol.**, v. 32, n. 7, p. 559-566, 2017.

OENNING, N. S. X.; CARVALHO, F. M.; LIMA, V. M. C. Indicadores de absenteísmo e diagnósticos associados às licenças médicas de trabalhadores da área de serviços de uma indústria de petróleo. **Rev. bras. saúde ocup.**, n. 37, p. 150-158, 2012.

OFFICE FOR NATIONAL STATISTICS. Which jobs can be done from home?. 2020.

OJO, S. O.; BAILEY, D. P.; BRIERLEY, M. L.; HEWSON, D. J.; CHATER, A. M. Breaking barriers: using the behavior change wheel to develop a tailored intervention to overcome workplace inhibitors to breaking up sitting time. **BMC Public Health**, v. 19, n. 1, p. 1126, 2019.

OJO, S. O.; BAILEY, D. P.; CHATER, A. M.; HEWSON, D. J. The impact of active workstations on workplace productivity and performance: A systematic review. **International Journal of Environmental Research And Public Health**, v. 15, n. 3. p. 417, 2018.

OJO, S. O.; BAILEY, D. P.; HEWSON, D. J.; CHATER, A. M. Perceived barriers and facilitators to breaking up sitting time among desk-based office workers: A qualitative investigation using the TDF and COM-B. **International Journal of Environmental Research And Public Health**, v. 16, n. 16, 2019.

OLSEN, H. M.; BROWN, W. J.; KOLBE-ALEXANDER, T.; BURTON, N. W. A brief self-directed intervention to reduce office employees' sedentary behavior in a flexible workplace. **Journal of Occupational And Environmental Medicine**, v. 60, n. 10, p. 954-959, 2018a.

OLSEN, H. M.; BROWN, W. J.; KOLBE-ALEXANDER, T.; BURTON, N. W. Flexible work: The impact of a new policy on employees' sedentary behavior and physical activity. **Journal of Occupational And Environmental Medicine**, v. 60, n. 1, p. 23-28, 2018b.

OLSEN, H. M.; BROWN, W. J.; KOLBE-ALEXANDER, T.; BURTON, N. W. Physical activity and sedentary behaviour in a flexible office-based workplace: Employee perceptions and priorities for change. **Health Promot J Austr**, v. 29, n. 3, p. 344-352, 2018c.

ORGANIZACIÓN INTERNACIONAL DEL TRABAJO. Absentismo: causa y control. *In:* Enciclopedia de Salud y Seguridad en el Trabajo. Madrid: OIT. v. 1, p. 5-12. 1989.

ORGANIZAÇAO DAS NAÇÕES UNIDAS. **Transformando nosso mundo:** Agenda 2030 para o Desenvolvimento Sustentável. 70a Sessão da Assembleia Geral das Nações Unidas. Nova York: Nações Unidas, 2015 (resolução A/Res/70/1). Disponível em: https://nacoesunidas.org/pos2015/agenda2030/. Acesso em: 9 jan. 2019.

O'REILLY D.; ROSATO M. Worked to death? A census-based longitudinal study of the relationship between the numbers of hours spent working and mortality risk. **Int. J. Epidemiol.**, v. 42, n. 6, p. 1820-30, 2013.

OROZCO-GONZÁLEZ, C. N.; CORTÉS-SANABRIA, L.; VIERA-FRANCO, J. J.; RAMÍREZ-MÁRQUEZ, J. J.; CUETO-MANZANO, A. M. Prevalencia de factores de riesgo cardiovascular en trabajadores de la salud. **Revista Médica del Instituto Mexicano del Seguro Social**, v. 54, n. 5, p. 594-601, 2016.

OZEMEK, C.; ARENA, R. Evidence supporting moving more and sitting less. **Prog Cardiovasc Dis.**, n. 64, p. 3-8, 2021.

PAIVA, L. E. B.; LIMA, T. C. B.; OLIVEIRA T. S.; PITOMBEIRA S. S. R.; Percepção da influência das políticas e práticas de recursos humanos na satisfação com o trabalho. **Revista Pensamento Contemporâneo em Administração**, Rio de Janeiro, v. 11, n. 1, 2017.

PALHETA, C. A.; GUIMARÃES, M. G. V. Estudo do absenteísmo doença entre trabalhadores de uma indústria do estado do Amazonas. **International Journal of Humanities and Social Science Invention**, v. 5 n. 3, p. 38-47, 2016.

PARK, S. Y.; WOODEN, T. K.; PEKAS, E. J.; ANDERSON, C. P.; YADAV, S. K.; SLIVKA, D. R.; LAYEC, G. [1985]. Effects of passive and active leg movements to interrupt sitting in mild hypercapnia on cardiovascular function in healthy adults. **J Appl Physiol**, v. 132, n. 3, p. 874-887, 2022.

PARRY, S.; STRAKER, L. The contribution of office work to sedentary behaviour associated risk. **BMC Public Health**, v. 13, n. 1 p. 296, 2013.

PATE, R. R.; MITCHELL, J. A.; BYUN, W.; DOWDA, M. Sedentary behaviour in youth. **Br Sports Med.**, v. 45, p. 906-913, 2011.

PATTERSON, R.; MCNAMARA, E.; TAINIO, M.; SÁ, T. H. de; SMITH, A. D.; SHARP, S. J.; WIJNDAELE, K. Sedentary behaviour and risk of all-cause, cardiovascular and cancer mortality, and incident type 2 diabetes: a systematic review and dose response meta-analysis. **European Journal of Epidemiology**, v. 33, n. 9, p. 811-829, 2018.

PEIPINS, L. A.; SOMAN, A.; BERKOWITZ, Z.; WHITE, M. C. The lack of paid sick leave as a barrier to cancer screening and medical care-seeking: results from the National Health Interview Survey. **BMC public health**, n. 12, p. 520, 2012.

PEIRÓ, J. M.; AYALA, Y.; TORDERA, N.; LORENTE, L.; RODRÍGUEZ, I. Sustainable wellness at work: Review and reformulation. **Pap. Psicól.**, n. 35, p. 5-14, 2014.

PELLETIER, B; BOLES, M.; LYNCH, W. Change in Health Risks and Work Productivity Over Time. **Journal of Occupational and Environmental Medicine**, n. 46, v. 7, p. 746-754, 2004.

PETARLI, G. B.; SALAROLI, L. B.; BISSOLI, N. S.; ZANDONADE, E. Autoavaliação do estado de saúde e fatores associados: um estudo em trabalhadores bancários. **Cadernos de Saúde Pública**, v. 31, p. 4, p. 787-799, 2015.

PHARR, J. R.; COUGHENOUR, C. A.; BUNGUM, T. J. An assessment of the relationship of physical activity, obesity, and chronic diseases/conditions between active/obese and sedentary/ normal weight American women in a national sample. **Public Health**, Las Vegas, v. 156, p. 117-123, 2018.

PHILLIPS, E. M.; FRATES, E. P.; PARK, D. J. Lifestyle medicine. **Phys Med Rehabil Clin N Am.**, v. 31, n. 4, p. 515-26, 2020.

PIE, A. C. S.; FERNANDES, R de C. P.; CARVALHO F. M.; PORTO L. A. Fatores associados ao presenteísmo em trabalhadores da indústria. **Rev. Bras. Saúde Ocup.**, n. 45, p. 13, 2020.

PINTO, A. J.; BERGOUIGNAN, A.; DEMPSEY, P. C.; ROSCHEL, H.; OWEN, N.; GUALANO, B.; DUNSTAN, D. W. Physiology of sedentary behavior. **Physiol. Rev.**, v. 103, n. 4, p. 2561-622, 2023.

PROCHASKA, J. O.; DI CLEMENTE, C. C.; NORCROSS, J. C. In search of how people change - applications to addictive behaviors. **American Psychology**, v. 47, n. 9, p. 1102-1114, 1992.

PROGRAMA DAS NAÇÕES UNIDAS PARA O DESENVOLVIMENTO (PNUD). Relatório de Desenvolvimento Humano Nacional -Movimento é Vida: Atividades Físicas e Esportivas para todas as pessoas. Brasilia: PNUD, 2017.

PROPER; K. I.; KONING, M.; VAN DER BEEK, A. J.; HILDEBRANDT, V. H.; BOSSCHER, R. J.; VAN MECHELEN, W. The effectiveness of worksite physical activity programs on physical activity, physical fitness, and health.

Clinical journal of sport medicine: official journal of the Canadian Academy of Sport Medicine, v. 13, n. 2, p. 106–117, 2003.

PINATTI, F. I. **Estudo do absenteísmo:** contribuição para a gestão de pessoas na indústria automobilística. Estudo de caso de uma empresa multinacional. 2006. Dissertação (Mestrado em Sistema de Gestão) – Universidade Federal Fluminense, Niterói, 2006.

QUAM, V. G. M.; ROCKLÖV, J.; QUAM, M. B. M.; LUCAS, R. A. I. Assessing greenhouse gas emissions and health co-benefits: a structured review of lifestyle-related climate change mitigation strategies. **Int J Environ Res Public Health**, v. 14, n. 5, p. 468, 2017.

QUICK, T.; LAPERTOSA, J. Análise do absenteísmo em usina siderúrgica. **Rev. Bras Saúde Ocupacional**, v. 40, n. 10, p. 62-67, 1982.

RABARISON, K. M.; LANG, J. E.; BISH, C. L.; BIRD, M.; MASSOUDI, M. S. A Simple Method to Estimate the Impact of a Workplace Wellness Program on Absenteeism Cost. **Am J Health Promot.**, v. 31, n. 5, p. 454-455, 2017.

RÁTHONYI, G.; KÓSA, K.; BÁCS, Z.; RÁTHONYI-ÓDOR, K.; FÜZESI, I.; LENGYEL, P.; BÁCSNÉ BÁBA, É. Changes in workers' physical activity and sedentary behavior during the COVID-19 Pandemic. **Sustainability**, v. 13, n. 17, p. 9524, 2021.

REIS, J. R.; LA ROCCA, P. F.; SILVEIRA, A. M.; BONILLA, I. M. L.; NAVARRO, I.; GINÉ, A.; MARTÍN, M. Fatores relacionados ao absenteísmo por doença em profissionais de enfermagem. **Rev Saúde Pública**, v. 37, n. 5, p. 616-23, 2003.

REIS, R.; HUNTER, R. F.; GARCIA, L.; SALVO, D. What the physical activity community can do for climate action and planetary health. **J Phys Act Health**, n. 19, p. 2-3, 2022.

RIBEIRO, C. A. N; MOREIRA, D. Absenteísmo por lombalgia na prefeitura de Goiânia nos anos de 2008 e 2009. **Fisioter Mov.**, v. 27, n. 3, p. 349-59, 2014.

RITTI-DIAS, R.; TRAPE Á. A.; FARAH, B. Q.; PETREÇA, D. R.; LEMOS, E. C.; CARVALHO, F. F. B. de; MAGALHÃES, L. L.; MACIEL, M. G.; GOMES, P. S. C.; MANTA, S. W.; HALLAL, P. C.; ANDRADE, D. R. Atividade física para adultos: Guia de Atividade Física para a População Brasileira. **Rev. Bras. Ativ. Fís. Saúde**, v. 26, p. 1-11, 2023.

ROBROEK, S. J. W.; COENEN, P.; HENGEL, K. M. O. Decades of workplace health promotion research: Marginal gains or a bright future ahead? **Scand. J. Work Environ. Health**, n. 47, p. 561-564, 2021.

ROGERSON, M.; WOOD, C.; PRETTY, J.; SCHOENMAKERS, P.; BLOOM-FIELD, D.; BARTON, J. Regular doses of nature: the efficacy of green exercise interventions for mental wellbeing. **Int J Environ Res Public Health**, v. 17, n. 5, p. 1526, 2020.

ROLLO, S.; ANTSYGINA, O.; TREMBLAY, M. S. The whole day matters: Understanding 24-hour movement guideline adherence and relationships with health indicators across the lifespan. **J Sport Health Sci**, v. 9, n. 6, p. 493-510, 2020.

ROS, A. C.; MATEIZER, A.; DAN, C.-I.; DEMEROUTI, E. Job Demands and Exhaustion in Firefighters: The Moderating Role of Work Meaning. A Cross-Sectional Study. **Int. J. Environ. Res. Public Health**, n. 18, p. 9819, 2021.

ROSEN, G. **Da polícia médica à medicina social**: ensaios sobre a história da assistência médica. Rio de Janeiro: Graal, 1979.

ROSENKRANZ, S. K.; MAILEY, E. L.; UMANSKY, E.; ROSENKRANZ, R. R.; ABLAH, E. Workplace sedentary behavior and productivity: a cross-sectional study. **International Journal Of Environmental Research And Public Health**, v. 17, n. 18, 2020.

SALAROLI, L. B.; BARBOSA, G. C.; MILL, J. G.; MOLINA, M. C. Prevalence of metabolic syndrome in population-based study, Vitoria, ES-Brazil. **Arquivos brasileiros de endocrinologia e metabologia**, v. 51, n. 7, p. 1143-115, 2007.

SALLIS, J.; BULL, F.; GUTHOLD, R.; HEATH, G. W.; INOUE, S.; KELLY, P. Progress in physical activity over the Olympic quadrennium. **Lancet**, n. 388, p. 1325-36, 2016.

SANCHEZ, D. C. Ausentismo laboral: una visión desde la gestión de la seguridad y la salud en el trabajo. **Revista Salud Bosque**, v. 5, n. 1, p. 43-54, 2013.

SANTA-MARINHA, M. S.; TEIXEIRA, L. R.; MACIEL, E. M. G. S.; MOREIRA, M. F. R. Epidemiological profile of sickness absenteeism at Oswaldo Cruz Foundation from 2012 through 2016. **Revista Brasileira de Medicina do Trabalho**, v. 16, n. 4, p. 457-65, 2018.

SANTANA, L. L.; SARQUIS, L. M. M.; BREV, C.; MIRANDA, F. M. D.; FELLI, V. E. A. Absenteeism due to mental disorders in health workers of the Southern Brazil hospital. **Revista Gaúcha de Enfermagem**, v. 37, n. 1, p. 53485, 2016.

SANTOS, O. S.; CHIACHIO, N. C. F. Fatores de Risco Associados a Dislipidemia entre os Funcionários Atendidos no SESI – Serviço Social da Indústria de Vitória da Conquista, Bahia. **Rev. Mult. Psic. Vitória da Conquista**, v. 14, n. 51 p. 191-201, 2020.

SANZ, A. G. **Absentismo y tipología de la contratación laboral**. Administración y Dirección de Empresas, Universidad de Valladolid, 2017.

SAUNDERS, T. J.; ATKINSON H. F., BURR, J.; MACEWEN, B.; SKEAFF, C. M.; PEDDIE, M. C. The acute metabolic and vascular impact of interrupting prolonged sitting: a systematic review and meta-analysis. **Sports Medicine**, n. 48, p. 23476-2366, 2018.

SALVO, D.; GARCIA, L.; REIS, R.; STANKOV, I.; GOEL, R.; SCHIPPERIJN, J. Physical activity promotion and the United Nations sustainable development goals: building synergies to maximize impact. **J Phys Act Health**, v. 18, n. 10, p. 1163-1180, 2021.

SERVIÇO NACIONAL DE APRENDIZAGEM INDUSTRIAL (SENAI). Departamento Nacional. Orientações para elaboração dos Planos de Ação 2015. Brasília: CNI, 2014.

SEXTON, M.; SCHUMANN, B. C. Sex, race, age, and hypertension as determinants of employee absenteeism. **Am J Epidemiol**, v. 122, n. 2, p. 302-310, 1985.

SHAHIDI, F. V; GIGNAC, M. A. M; OUDYK, J; SMITH, P. M.. Assessing the Psychosocial Work Environment in Relation to Mental Health: A Comprehensive Approach. **Annals of work exposures and health**, v. 65, n. 4, p. 418–431, 2021.

SILVA, A.; RAMOS, A. L.; BRITO, M; RAMOS, A. A Diagnostic Analysis of Absenteeism – A Case Study in a Portuguese Cork Industry. **Occupational and Environmental Safety and Health**, n. 277, p. 793-799, 2020.

SILVA JÚNIOR, J. S.; BUZZONI, G. P. Centro Tecnológico da Marinha – São Paulo, Morrone LC, Faculdade de Ciências Médicas da Santa Casa de São Paulo. Queixas osteomusculares dos trabalhadores e condições biomecânicas no trabalho em metalúrgica de alumínio. **Rev Bras Med Trab.**, n. 14, p. 115-9, 2016.

SILVA, L. S.; BARRETO, S. M. Stressful working conditions and poor self-rated health among financial services employees. **Rev Saúde Pública**, n. 46, p. 407-16, 2012.

SLUIJS, T.; LOKKERS, L.; ÖZSEZEN, S.; VELDHUIS, G. A.; WORTELBOER, H. M. An Innovative Approach for Decision-Making on Designing Lifestyle Programs to Reduce Type 2 Diabetes on Dutch Population Level Using Dynamic Simulations. **Front. Public Health.** n. 9, p. 652694, 2021.

SMIRMAUL, B. P. C.; CHAMON, R. F.; MORAES, F. M.; ROZIN, G.; MOREIRA, A. S. B; ALMEIDA, R.; GUIMARÃES, S. T. Lifestyle medicine during (and after) the covid-19 pandemic. **Am J Lifestyle Med.**, v. 15, n. 1, p. 60-7, 2020.

SONNENTAG, S. Dynamics of well-being. **Annual Review of Organizational Psychology and Organizational Behavior**, v. 2, p. 261-293, 2015.

SORENSEN, G.; SPARER, E.; WILLIAMS, J. A. R.; GUNDERSEN, D.; BODEN, L. I.; DENNERLEIN, J. T.; JACK, T.; HASHIMOTO, D.; KATZ, J.N.; MCLELLAN, D. L. Measuring Best Practices for Workplace Safety, Health, and Well-

-Being: The Workplace Integrated Safety and Health Assessment. **J. Occup. Environ. Med.**, n. 60, p. 430-439, 2018.

SOUZA, Â. M. N.; TEIXEIRA, E. R. Sociodemographic profile of the nursing team at the outpatient clinic of a university hospital. **Revista de Enfermagem UFPE**, v. 9, n. 3, p. 7547-55, 2015.

STAMATAKIS, E.; GALE, J.; BAUMAN, A.; EKELUND, U.; HAMER, M.; DING, D. Sitting time, physical activity, and risk of mortality in adults. **Journal of the American College of Cardiology**, n. 73, p. 2062-2072, 2019.

STOCK, S.; NICOLAKAKIS, N.; RAÏQ, H.; MESSING, K.; LIPPEL, K.; TURCOT, A. Underreporting Work Absences for Nontraumatic Work-Related Musculoskeletal Disorders to Workers' Compensation: Results of a 2007-2008 Survey of the Québec Working Population. **American Journal of Public Health**, v. 104, n. 3, p. 94-101, 2014.

STUBBS, B.; VANCAMPFORT, D.; SMITH, L.; ROSENBAUM, S.; SCHUCH, F.; FIRTH, J. Physical activity and mental health. **Lancet Psychiatry**, v. 5, n. 11, p. 873, 2018.

STERMAN, J. D. **System Dynamics**: Systems Thinking and Modeling for a Complex World; McGraw-Hill: New York, 2000.

STEWART, W. F.; RICCI, J. A.; CHEE, E.; MORGANSTEIN, D. Lost productive work time costs from health conditions in the United States: results from the American Productivity Audit. **J Occup Environ Med.**, v. 45, n. 12, p. 1234-46, 2003.

STRAIN, T.; KELLY, P.; MUTRIE, N.; FITZSIMONS, C. Differences by age and sex in the sedentary time of adults in Scotland. **Journal of Sports Sciences**, v. 36, n. 7, 732-741, 2018.

SUDHOLZ, B.; RIDGERS, N. D.; MUSSAP, A.; BENNIE, J.; TIMPERIO, A.; SALMON, J. Reliability and validity of self-reported sitting and breaks from sitting in the workplace. **Journal of Science and Medicine in Sport**, v. 21, n. 7, p. 697-701, 2018.

TEHRANI, N.; HUMPAGE, S.; WILLMOTT, B.; HASLAM, I. **What's Happening with Well-Being at Work?** Chartered Institute of Personnel and Development: London, UK. p. 1-25, 2010.

TERRIS M. Conceptos de la promoción de la salud: Dualidades de la teoría de la salud publica. *In:* Organização Pan-Americana da Saúde (OPAS). **Promoción de la Salud:** Una Antología. Washington: OPAS. p. 37-44, 1996.

THE SHANGHAI CONSENSUS ON HEALTHY CITIES 2016. Shanghai Declaration on promoting health in the 2030. Agenda for Sustainable Development, adopted in the 9th Global Conference on Health Promotion, Shanghai, 2016.

THEME FILHA, M. M.; SOUZA JUNIOR, P. R. B.; DAMACENA, G. N.; SZWARCWALD, C. L. Prevalence of chronic non-communicable diseases and association with self-rated health: National Health Survey. **Rev Bras Epidemiol**, v. 18, n. 2, p. 83-96, 2015.

THEME FILHA, M. M. T.; COSTA, M. A. S.; GUILAM, M. C. R. Occupational stress and selfrated health among nurses. **Rev. Latino-Am Enfermagem**, v. 21, n. 2, p. 475- 483, 2013.

THOMAS, J.; NELSON, J.; SILVERMAN, S. **Métodos de pesquisa em atividade física**. 5 ed. Porto Alegre: Artmed, 2005.

THOSAR, S. S.; BIELKO, S. L.; MATHER, K. J.; JOHNSTON, J. D.; WALLACE, J. P. Effect of prolonged sitting and breaks in sitting time on endothelial function. **Med Sci Sports Exerc.**, n. 47, p. 843-849, 2015.

TONELLI, D. **Perfil do absenteísmo-doença em indústria do interior paulista, 2007 a 2009**. 2010. Dissertação (Mestrado Profissional em Enfermagem) – Faculdade de Medicina de Botucatu, Universidade Estadual Paulista, Botucatu, 2010.

TOLBERT, D. V.; MC COLLISTER, K. E.; LEBLANCW, G.; LEE, D. J.; FLEMING, L. E.; MUENNIG, P. The economic burden of disease by industry: Differences in quality-adjusted life years and associated costs. **Am J Ind Med.**, v. 57, n. 7, p. 757-763.

TREMBLAY, M. S.; AUBERT, S.; BARNES, J. D.; SAUNDERS, T. J.; CARSON, V.; LATIMER-CHEUNG, A. E.; CHINAPAW, M. J. M. Sedentary Behavior Research Network (SBRN) - Terminology Consensus Project process and outcome. Int J Behav Nutr Phys Act, v. 14, n. 1, p. 75, 2017.

TRACERA, G.; SANTOS, K. dos; NASCIMENTO, F.; SOUSA, K. H.; PORTELA, L.; ZEITOUNE, R. C. Factors associated with absenteeism of nursing professionals in university outpatient clinics in Brazil. J Nurs Manag, v. 28, n. 6, p. 1259-1267, 2020.

TRUST FOR AMERICA'S HEALTH, THE ROBERT WOOD JOHNSON FOUNDATION. F as in Fat: How Obesity Threatens America's Future, 2011.

TUCKER, P.; BROWN, M.; DAHLGREN, A.; DAVIES, G.; EBDEN, P.; FOLKARD, S.; HUTCHINGS, H.; ÅKERSTEDT, T. The impact of junior doctors' worktime arrangements on their fatigue and well-being. Scand J Work Environ Health. v. 36, n. 6, p. 458-465, 2010.

UNITED NATIONS. The Millennium Development Goals Report 2015. New York: UN, 2015.

U. S. DEPARTMENT OF HEALTH AND HUMAN SERVICES. Physical Activity Guidelines Advisory Committee Scientific Report. Washington: US Department of Health and Human Services, 2018.

VAN, D. H. M. Long workhours and health. Scandinavian Journal of Work, Environment and Health, v. 29, p. 171–188, 2003.

VEDRANA, Č.; MAŠKARIN RIBARIĆ, H.; ČRNJAR, K. The Determinants and Outcomes of Absence Behavior: A Systematic Literature Review. Social Sciences, v. 7, n. 8, p. 120, 2018.

VAN Amelsvoort LGPM, Spigt MG, Swaen GMH, Kant I. Leisure time physical activity and sickness absenteeism; a prospective study. Occup Med (Lond), v. 56, n. 3, p. 210-2, 2006.

VAN DEN BERG, S., BURDORF, A., & ROBROEK, S. J. W. Associations between common diseases and work ability and sick leave among health care workers. **International Archives of Occupational and Environmental Health**, v. 90, n. 7, p. 685-693, 2017.

VAN WIETMARSCHEN, H. A.; WORTELBOER, H. M.; VAN DER GREEF, J. Grip on health: A complex systems approach to transform health care. **J. Eval. Clin. Pract.** n. 24, p. 269-277, 2018.

VASQUEZ TRESPALACIOS, E. M. Absentismo laboral por causa médica en trabajadores del área operativa de una compañía de extracción de minerales en Colombia, 2011. **Med. segur. trab**, v. 59, n. 230, p. 93-101, 2013. ISSN 1989-7790.

VELDHUIS, G. A.; SLUIJS, T.; VAN ZWIETEN, M. H. J.; BOUWMAN, J.; WIEZER, N. M.; WORTELBOER, H. M. A Proof-of-Concept System Dynamics Simulation Model of the Development of Burnout and Recovery Using Retrospective Case Data. **Int. J. Environ. Res. Public Health**, n. 17, p. 5964, 2020.

VIANA M. V.; FERRAZ, A. de F.; FIGUEIREDO, T. C. de; RICA, R. L.; SALAROLI, L. B.; BOCALINI, D. S. Physical activity and absenteeism for worker s disease: a systematic review. **MTP & RehabJournal**, n. 16, p. 618, 2018.

VIRTANEN, M.; ERVASTI, J.; HEAD, J.; OKSANEN, T.; SALO, P.; PENTTI, J.; KOUVONEN, A.; VÄÄNÄNEN, A.; SUOMINEN, S.; KOSKENVUO, M.; VAHTERA, J.; ELOVAINIO, M.; ZINS, M.; GOLDBERG, M.; KIVIMÄKI, M. Lifestyle factors and risk of sickness absence from work: a multicohort study. **The Lancet Public Health**, v. 3, n. 11, p. 545-554, 2018.

VIRTANEN, M.; FERRIE, J. E.; SINGH-MANOUX, A.; SHIPLEY, M. J.; STANSFELD, S. A.; MARMOT, M. G.; AHOLA, K.; VAHTERA, J.; KIVIMÄKI, M. Long working hours and symptoms of anxiety and depression: a 5-year follow-up of the Whitehall II study. **Psychol Med**, v. 41, n. 12, p. 2485-94, 2011.

VIRTANEN, M.; FERRIE, J. E.; SINGH-MANOUX, A.; SHIPLEY, M. J.; VAHTERA, J.; MARMOT, M. G.; KIVIMÄKI, M. Overtime work and incident coronary heart disease: the Whitehall II prospective cohort study. **Eur Heart J.**, v. 31, n. 14, p. 1737-44, 2010.

VIRTANEN, M.; STANSFELD, S. A.; FUHRER, R.; FERRIE, J. E.; KIVIMÄKI, M. Overtime work as a predictor of major depressive episode: a 5-year follow-up of the Whitehall II study. **PLoS One**, v. 7, n. 1, p. 30719, 2012.

WOESSNER, M. N.; TACEY, A.; LEVINGER-LIMOR, A.; PARKER, A. G.; LEVINGER, P.; LEVINGER, I. The evolution of technology and physical inactivity: the good, the bad, and the way forward. **Front Public Health**, v. 9:655491, 2021.

XANTHOPOULOU, D.; BAKKER, A. B.; DEMEROUTI, E.; SCHAUFELI, W. B. Reciprocal relationships between job resources, personal resources, and work engagement. **J. Vocat. Behav**, n. 74, p. 235-244, 2009.

XANTHOPOULOU, D.; BAKKER, A. B.; ILIES, R. Everyday working life: Explaining within-person fluctuations in employee well-being. **Hum. Relat**, n. 65, p. 1051-1069, 2012.

YU, J.; PARK, J.; HYUN, S. S. Impacts of the COVID-19 pandemic on employees' work stress, well-being, mental health, organizational citizenship behavior, and employee-customer identification. **J. Hosp. Mark. Manag**, n. 30, p. 529-548, 2021.

WANG, I.-A.; TSAI, H.-Y.; LEE, M.-H.; KO, R.-C. The effect of work–family conflict on emotional exhaustion and job performance among service workers: The cross-level moderating effects of organizational reward and caring. **Int. J. Hum. Resour. Manag**, n. 32, p. 3112-3133, 2021.

WARBURTON, D. E., BREDIN, S. S.; JAMNIK, V. **Consensus on Evidence-Based Preparticipation Screening and Risk Stratification**. New York City: Springer Publishing Company, p. 53-102, 2016.

WARBURTON, D. E.; BREDIN, S. S. Reflections on physical activity and health: What should we recommend? **Canadia Journal of Cardiology**, n. 32, p. 495-504, 2016.

WARBURTON, D. E. R.; BREDIN, S. S. D.; ZIBADI, S.; WATSON, R. R. **Lost in Translation**: What Does the Physical Activity and Health Evidence Actually Tell us? Lifestyle in Heart Health and Disease. San Diego, Elsevier, 2017

WASFY, M. M.; BAGGISH, A. L. Exercise dose in clinical practice. **Circulation**, n. 133, p. 2297-2313, 2016.

WENDTLAND, M.; WICKER, P. The effects of sport activities and environmentally sustainable behaviors on subjective well-being: a comparison before and during COVID-19. **Front Sport Act Living**, n. 3, p. 659837, 2021.

WEYH, C.; PILAT, C.; KRÜGER, K. Musculoskeletal disorders and level of physical activity in welders. **Occup Med (Lond)**, v. 70, n. 8, p. 586-592, 2020.

WHEELER, M. J.; TOWNSEND, M. K.; MANIAR, N.; GREEN, D. J. Acute effects of interrupting prolonged sitting on vascular function in type 2 diabetes. **Am J Physiol-Heart Circ Physiol**, n. 320, p. H393-H403, 2020.

WHITE, R. L.; BABIC, M. J.; PARKER, P. D.; LUBANS, D. R.; ASTELL-BURT, T.; LONSDALE, C. Domainspecific physical activity and mental health: a meta-analysis. **Am J Prev Med**, v. 52, n. 5, p. 653-666, 2017.

WOODWARD, A.; LINDSAY G. Changing modes of travel in New Zealand cities. *In:* HOWDEN-CHAPMAN, P.; STUART, K.; CHAPMAN, R. (ed.). **Sizing up the city** – Urban form and transport in New Zealand. Wellington: New Zealand Centre for Sustainable Cities centred at University of Otago, 2010.

WORLD HEALTH ORGANIZATION (WHO). guidelines on physical activity and sedentary behaviour. Geneva: World Health Organization, 2020.

WORLD HEALTH ORGANIZATION (WHO). Global recommendations on physical activity for health. Geneva: World Health Organization, 2010.

WORLD HEALTH ORGANIZATION (WHO). Global status report on noncommunicable diseases. Geneva: World Health Organization, 2014.

WORLD HEALTH ORGANIZATION (WHO). Global recommendations on physical activity for health, 2009.

WORLD HEALTH ORGANIZATION (WHO). Global action plan for the prevention and control of noncommunicable diseases 2013-2020. Geneva: World Health Organization, 2013.

WORLD HEALTH ORGANIZATION (WHO). Montevideo roadmap 2018-2030 on NCDs as a sustainable development priority. Geneva: World Health Organization, 2017.

WORLD HEALTH ORGANIZATION (WHO). Noncommunicable Diseases (NCD) Country Profiles. Geneva: WHO, 2018c.

WORLD HEALTH ORGANISATION (WHO). Physical activity, 2023.

WORLD HEALTH ORGANIZATION. World Health Statistics 2018: monitoring health for the SDGs, Sustainable Development Goals. Geneva: WHO, 2018b.

WORLD HEALTH ORGANIZATION. STRESS AT THE WORKPLACE, 2018.

WORLD HEALTH ORGANIZATION (WHO). Guidelines on physical activity and sedentary behavior, 2020.

WRIGHT, T. A.; CROPANZANO, R. Psychological well-being and job satisfaction as predictors of job performance. **J. Occup. Health Psychol**, n. 5, p. 84-94, 2000.

YANO, S. R. T; SANTANA, V. S. Faltas ao trabalho por problemas de saúde na indústria. **Cadernos de Saúde Pública**, Rio de Janeiro, v. 28, n. 5, p. 945-954, 2012.

ZAWADZKI, D.; STIEGLER, N. F. F.; BRASILINO, F. F. Aptidão e a atividade física relacionados à saúde de adolescentes entre 11 a 14 anos. **Revista Brasileira de Prescrição e Fisiologia do Exercício**, v. 13, n. 83, p. 444-453, 2019.

ZHAO, M.; VEERANKI, S. P.; MAGNUSSEN, C. G.; XI, B. Recommended physical activity and all cause and cause specific mortality in US adults: prospective cohort study. **BMJ**, v. 2020;370:m2031. 2020.

ZHIBIN, L.; WANG, W; YANG, C.; DING, H. Bicycle mode share in China: a city-level analysis of long-term trends. **Transportation**, n. 44, p. 773-788, 2017.